荒井宏幸

「よく見える目」をあきらめない

遠視・近視・白内障の最新医療

講談社+α《プラスアルファ》新書

「よく見える目」をあきらめない◉目次

第1章　45歳を過ぎたら誰でも老眼！

近眼の人は老眼にならない⁉　老眼にまつわる誤解と迷信

目の老化といえば、みなさんが真っ先に思い浮かべるのは老眼だと思います。

どんな人でも、45歳前後になると、確実にその兆しが表れはじめます。

「スマホ（スマートフォン）の画面や新聞の文字を読むのに、いままでよりも目から離さないと見えづらくなってきた」あるいは、「遠くを見ていて、急に近くを見ると、ぼんやりとしてしばらく焦点が合わないことがある」などが、典型的な老眼の初期症状です。

血管年齢を調べたら、実年齢より10歳以上若かったのでまだまだ問題ない！

アンチエイジングに気を遣い、周りから「美魔女」と言われるくらいだから私はまだ大丈夫！

ジムで欠かさずトレーニングをしていて、若いころと変わらぬ体型を維持できているからオレには無関係！

と言いたいところですが、残念ながら、体型や見た目の若々しさとは関係なく、老眼の症状はほぼすべての人に表れます。

ある男性は40代前半のころ、文字がかすんでどうも見えにくいうえ、肩こりや首痛が酷く

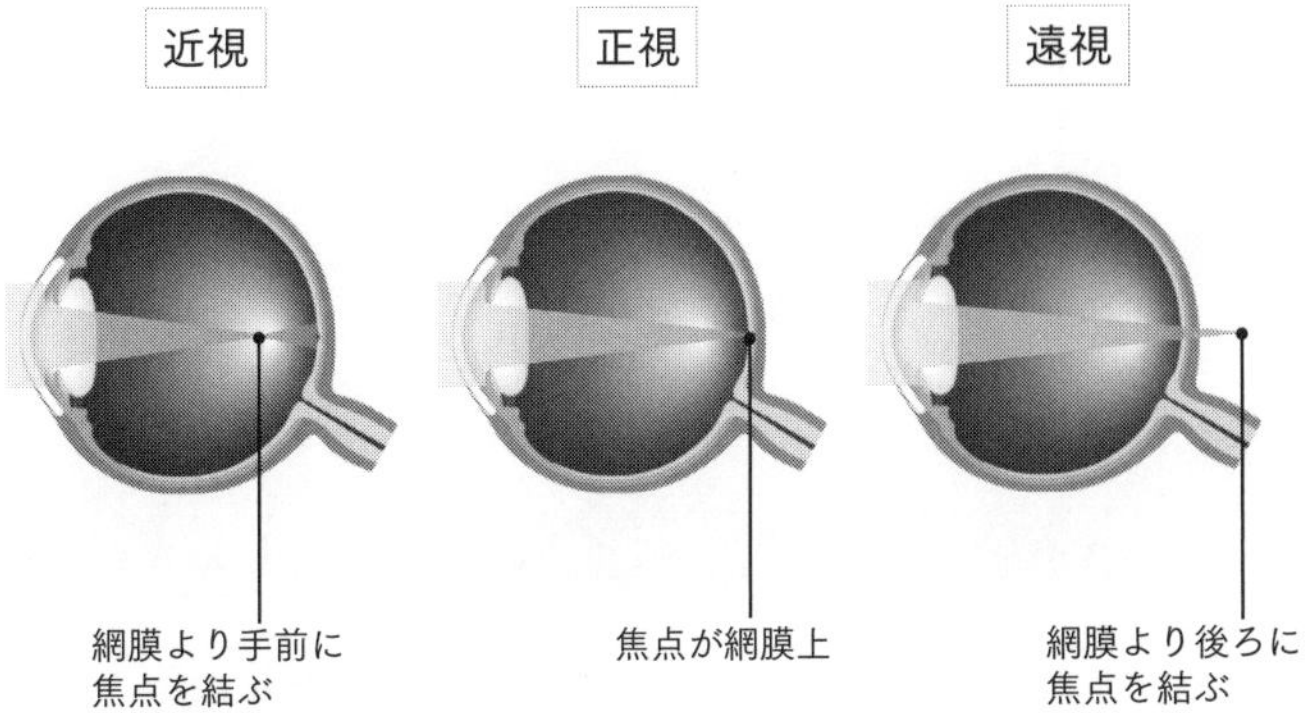

図1

なったので近所の整骨院に行ったところ、「これは目から来ていますね」と言われて、はじめて老眼の進行に気付いたそうです。子どものころから視力がよくて、メガネやコンタクトレンズを使う必要がなかったので、「目に問題があるという意識がなかった」といいます。

たしかに、近視や遠視の人は、見えない状態と、視力矯正をして見える状態とを感覚的に理解していますが、もともと目がいい人は、はじめて「目が見えない」状態に直面するのが老眼なのです。

目のいい人のことを、眼科の世界では「正視」といいます。何かものを見るとき、角膜と水晶体《すいしょうたい》とで光を曲げ、網膜《もうまく》の中央でピントが合えば、ハッキリと輪郭を捉えることができるため、視界は明るく、よく見えます。これが正視の状態です。

調節力と年齢

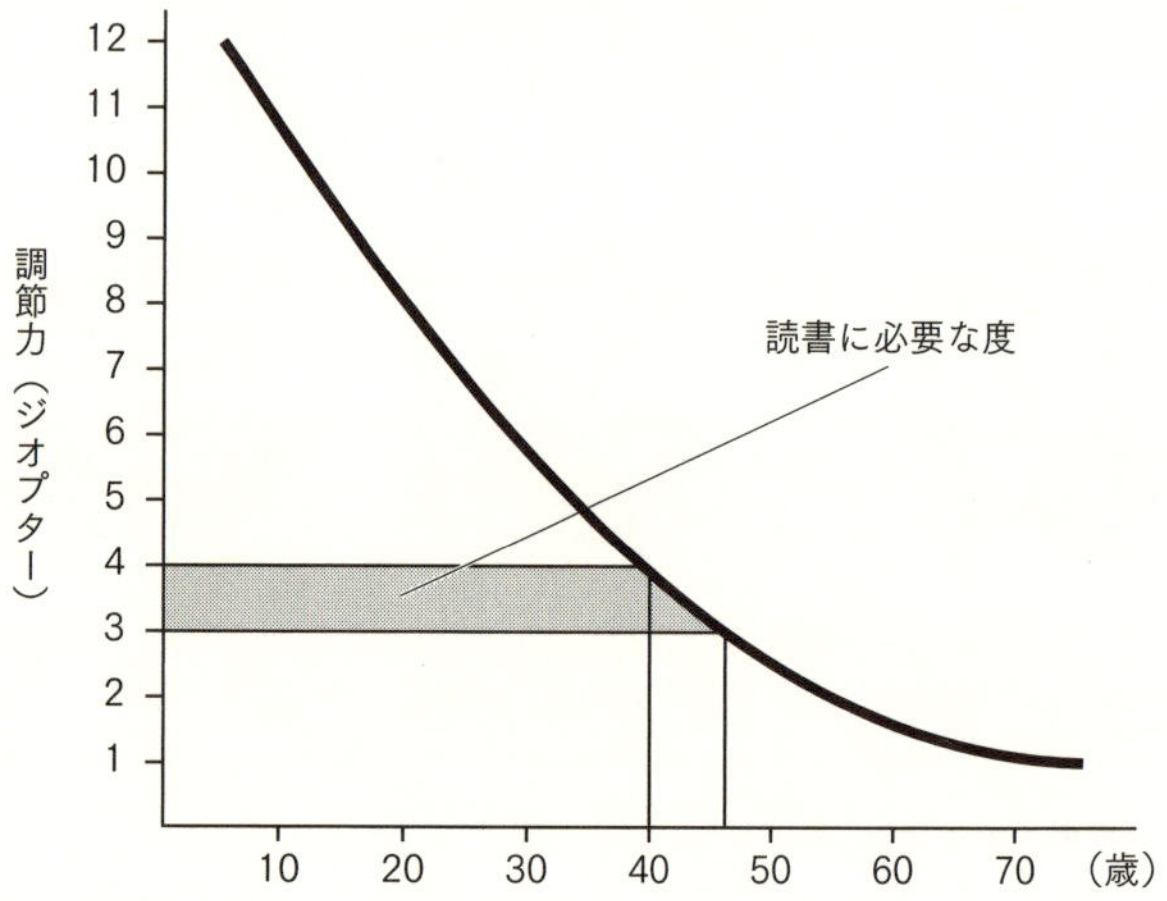

出典：医療従事者のための眼科学（日本眼科医会監修）

ところが、近視の人というのは、眼球に奥行きがあり、常に網膜より手前でピントが合ってしまうため、手元のものはよく見えても、遠くのものはぼんやりと映ります。ですから、メガネやコンタクトレンズなどを使って、ピントを網膜の中央で合わせる矯正が必要になるわけです。

一方、遠視の人の目は、正視の人よりも眼球の奥行きが短く、常に網膜より後ろにピントができています。ですから、よく見える状態にするには、やはりメガネ等で矯正する必要があるのです。

ときどき、「私は目がいいから、遠視なの」と言う方がいますが、実はこれも大きな誤解です。もし、裸眼で遠くまでよく見えるなら、それは遠視ではなく正視であって、もともと目がいい方なのです。

眼科では、目のレンズの役割をしている「水晶体」の機能を「調節機能曲線」というデータに基づいて判断します。この統計データによると、私たちの目の調節機能は、40代中盤から誰でも2・5〜3・0ジオプターまで低下することがわかっているのです。

ジオプター(D)とは、目の焦点距離である度数を示す単位です。視力と勘違いされる方が多いのですが、視力と度数はまったく違う概念で、1mを基準として、焦点が合う距離(m)の逆数で示します。このジオプターは水晶体(レンズ)がピントを合わせる能力(調節力)を示す単位としても使われます。

まだ水晶体が透明で、きれいな幼児期の調節力は+《プラス》10D程度と言われており、1mの10分の1、つまり10㎝の近さでも焦点を合わせることができます。

年齢を経て、+のジオプターが+5Dまで低下すると、焦点が合うのは20㎝までで、それより近いと焦点が合わず、ボケて見えます。

45歳を過ぎると、水晶体が硬くなってこの数値が+3D程度まで下がるため、1mの3分の1、つまり33㎝より近い距離がボケて見えるというわけです。

近視は、−《マイナス》のジオプター値で表します。1mの距離に焦点が合っている目は、−1Dと表現し、それより遠くのものは焦点が合わず、ボケて見えます。

－3Dの中等度近視の場合、手元33㎝のところに焦点が合い、それより遠くのものはボケて見えます。こうした目の持っている焦点のズレを補正するためにメガネやコンタクトを使います。コンタクトをお使いの方は、箱やパッケージに－2とか－3といった数値が書かれているのをご存じだと思います。もちろん、近視の人はメガネ（コンタクト）を外せば近くは見えます。

もともと近眼だった人が老眼になると、メガネ（コンタクト）をしたままでは当然、近くが見えなくなります。ですので、近くを見るときはメガネを外すか、遠近両用メガネを作ったりする必要があり、大変不便なのです。

10ページの図にあるように、人間の目は45歳を過ぎると調節能力が衰え、確実に3D以上の補正が必要になります。よく郵便局などに置かれている老眼鏡は、＋2Dや＋3Dのものですが、ある程度以上の年齢になると、老眼になるのは必然なのです。

「目のレンズ」が硬くなる

老眼が進むと、これまで見えていた距離ではピントが合わなくなり、精一杯腕を伸ばして

目の構造と役割

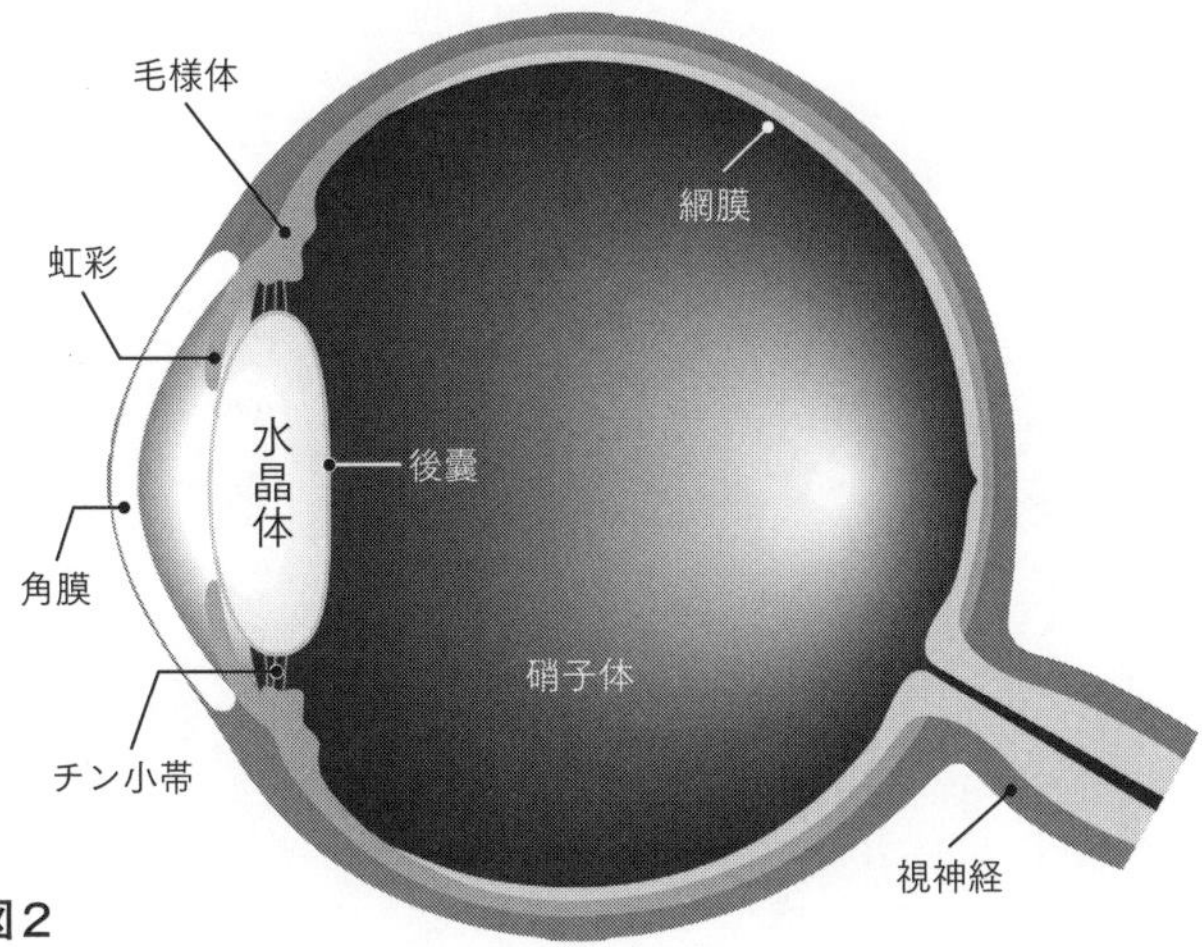

図2

も、手に持ったスマホの文字がハッキリ見えなくなります。そうなったとき、多くの人が「あれっ、見えない」と、老眼を切実に感じるようになるわけですが、先ほどの33cmというのは、成人女性の平均的な腕の長さとほぼ同じなのです。ですから、女性のほうが早く老眼を自覚する人が多いのは、男性に比べて身体の変化に敏感であるというだけでなく、男性よりも手の長さが短いということが影響しているのではないかとも言われています。

年をとると水晶体が少しずつ硬くなり、焦点を合わせる柔軟性（調節機能）を失ってくることが老眼の原因ですが、その年齢が45歳前後であるのは、生物学的に決まっているものなのです。ですから、どんなに見た目や肉体が若い人でも、水晶体の機能としては誰もが同じように45歳くらいで硬くなってきてしまうのですね。

ここで簡単に目の構造とピント機能について説明しておきましょう。

前ページの図2は、目の断面図です。手前にあるのは角膜。真ん中に水晶体というレンズがあって、この中の大半は硝子体《しょうしたい》という透明なゼリーで満たされています。

私たちが日常、ごく当たり前のように目でものを見ているのは、目に調節という、いわゆるピント合わせの機能があるからです。

近くのものを見るときは、自律神経の働きによって水晶体が少し膨らんで凸レンズの状態になり、自動的にピント合わせが行われています。

遠くを見るときは逆に、水晶体が上下に広がることで薄くなり、凸レンズとしての効果が弱くなります。

つまり、目には非常に性能のいい、「オートフォーカス機能」が備わっているわけです。

人間の身体というのは実によくできている、と感心します。

それが、ある年齢になると、目の周りの筋力の低下などによって、これまで何の問題もなく自動調節を行っていた目のレンズ（水晶体）が、その時々の状況に適した厚さに変化しにくくなり、「近くのものが見えにくい」ということが起こりはじめます。ピントが合わなくなってくるのです。

同時に、レンズそのものも、徐々に弾力性を失い、硬くなってきます。

私たち眼科医は、「調節不全」あるいは「調節衰弱」という言い方をしますが、これがいわゆる老眼と言われるものの正体です。

昔から「近視の人は老眼にならない」とよく言いますが、残念ながら、これは都市伝説（デマ）に過ぎません。私の周りにも、「50歳を過ぎても、自分は老眼じゃない」と胸を張る知人（ジム仲間）がいますが、大きな誤解です。

近視の人が裸眼の状態で手元がよく見え、遠くが見えないのは当たり前で、そういう人でも眼鏡やコンタクトで遠方の視力を1・2くらいに矯正していると、やはりだんだん近くのものが見えにくくなってきます。

スマホの画面を見たり新聞の文字を読むのに、これまでより目から離さないとよく見えなくなってきたとか、遠くから急に近くに視点を移すと焦点が合いにくくなったという経験は、近視の人でも心当たりがあるはずです。

遠視のお話をすると、決まって思い出すのが、米国人タレントのケント・デリカットさんです。40代以上の方なら、１９８０年代にテレビのバラエティ番組で人気を博したメガネ芸を覚えている方も多いのではないでしょうか。彼は、愛用の丸メガネをおもむろに外すと、目元から遠ざけたり近づけたりして目が大きく見えるというお決まりのパフォーマンスでお茶の間の人気者になりました。じつは、あのメガネ芸には、遠視用のメガネのレンズの特徴がうまく活《い》かされています。

遠視用のメガネのレンズというのは、ピント合わせを後ろから手前に持ってくる必要があるため、レンズは真ん中が厚くて周辺が薄い凸レンズとなります。虫メガネやルーペのレンズと同じなので、遠視のメガネをかけていると目が大きく見えるのです。

逆に、近視の人はメガネ越しに目を見ると、遠視の凸レンズとは逆の凹レンズの効果によって、本来の目の大きさよりも小さく見えます。

日本人は近視の人が多いのですが、欧米では昔から遠視の人の割合が多いため、当時、あのパフォーマンスが非常にもの珍しく映ったのだと思います。

ともあれ、遠くがよく見える人は遠視ではなく、遠視の人はメガネをかけないとよく見えないということを知っておいてください。

老眼になると「いま食べているものが見えない」

とくに現状困っていない方からすれば、老眼になれば、だんだん新聞やスマホが見えにくくなるのだろうという想像はついても、日常生活で実際にどんなときに切実に困るのか、あまりピンとこないかもしれません。

そこで、最近、如実に目の見え方に変化を感じているという方々の声を少し紹介しましょう。

ある40代の女性は、長年0・01以下の強度近視で、コンタクトを手放せない生活でした。食べ歩きが趣味、温泉や旅行に行くのも大好きというアクティブな女性だったのですが、あるときから、急に食事が美味しく感じられなくなり、旅行もおっくうになったといいます。

老眼が始まったのです。

仕事で書類を読むとき、遠近感がつかめず文字がぼやけるようになり、文字を書くのが苦痛になりました。強い度数のコンタクトを使っていたので、遠くは見えるのですが、そのコンタクトをつけたままだと手元がまったく見えなくなってきたのです。コンタクトをしたま

までは スマホの文字が見えない。いま自分が食べている料理もよく見えない。何を食べているのかわからなくては、美味しさも半減してしまいますよね。ひどいときは、パスタの麵一本一本が見えず、塊になって見えていたと言います。それがストレスになって、この方はせっかくの美味しい食事から満足感を得られなくなりました。

またある男性は、0・6程度のやや近視の状態で、運転時には慎重を期してメガネを使用していました。

ところが、50歳近くなって老眼がひどくなり、近視用のメガネをしたままだと、車内に設置したカーナビの画面がよく見えなくなって不便を感じるようになりました。現在は、遠近両用の老眼鏡を作ったことで、何とか運転時の危険は回避したといいますが、しばらくはせっかく設置したカーナビが役に立たず、度の弱い近視用のメガネをかけたり外したりして運転をしていた時期もあったといいます。

ほかにも、近視や遠視に老眼が重なってきて、二つのメガネを状況に応じて取っ替え引っ替えかけているという方は多いと思います。

このように、もともとの視力に関わりなく、「水晶体」という高性能レンズの調節機能は年齢とともに落ちていくのです。

レンズといっても、水晶体は皮膚や筋肉と同じタンパク質でできていますから、たとえて言えば、卵の白身と同じです。生卵の白身は、割ってすぐはきれいな無色透明で弾力もありますが、火を加えると白く凝固していきます。それと同様に、目のレンズも子どものころは透明でも年齢とともに硬くなります。つまり、水晶体が硬くなってピント調節の動きが悪くなるのが老眼、水晶体が白く濁るのが白内障《はくないしょう》です。

生卵が一度目玉焼きになってしまったら、白身は元の透明な状態には戻せないですよね。目も同様で、一度硬化して調節機能が落ちてしまった水晶体が、自然に透き通った弾力性のある状態に戻ることはありません。これ以上、悪くしないような予防策を取ることが、日常的にできる最善の対処法になります。

「スマホ中毒」で老眼が激増

40代の半ばに差し掛かると、あらゆる人が老眼になるのは生物学的に決まっていることなので、それは昔もいまも変わりません。ただし、症状を自覚する年齢は、以前より明らかに早くなっています。

それはなぜだと思いますか。

ひとつは、携帯やスマホ、タブレットの普及によって、10年、20年前と比べると、見る対象物が圧倒的に細かくなっていること。そして、その利用時間が長くなっていることが挙げられます。まだパソコンすらなかった時代は、画面を見るといったら、テレビやワープロ程度で、それよりも小さな文字を日常的に目にするのは新聞くらいという人も少なくありませんでした。

私の父親の世代がまさにそうで、親父はカンナ削りが命の昔気質な職人でしたから、「あれ、何か見えねぇな」と言いながら、ルーペ片手に新聞を読んでいた姿を思い出します。しかし、パソコンが登場して仕事で使われるようになり、いまや携帯やスマホ、タブレットが必需品という生活スタイルに変化してからは、多くの人が無意識のうちにほぼ一日中、画面を見続ける生活を送っています。電車に乗って車内を見渡せば、スマホの画面を見ていない人のほうが少ないくらいですよね。

とくに10代、20代の人たちは、それが当たり前の環境で育ち、自分で意識して防御策を取らない限り、画面から出るブルーライトという短波長の光を浴び続けてもいます。ブルーライトは、疲れ目や酸化の原因にもなりますから、知らず知らずのうちに目の老化を早めるような生活を送っていると言ってもいいかもしれません。

しかも、スマホはパソコンよりもはるかに画面が小さく、画面を見るときの目からの距離も近い。朝起きて、電車やバスでの通学・通勤の移動中も、授業や仕事の休憩時間も、帰宅して入浴中やベッドに入ってからも、片時も離さず、寝る直前までいじっているという人も少なくないでしょう。

その上、日中は仕事でひたすらパソコンを使っている。これでは目に何の影響も出ないほうが、むしろ不思議なくらいです。

近年、こうした加齢現象ではない老眼の症状は、「スマホ老眼」と呼ばれています。

私のクリニックでも、「最近ちょっと老眼ぽい感じがするんです」と言ってやって来るのは、41～42歳前後の方が多くなりました。「でも、まだ見えるでしょう」と尋ねると、「見えますけど、前より明らかに疲れやすいんです」とみなさんおっしゃる。たしかに、それだけスマホ漬け、パソコン漬けという生活をしていたら、目が疲れないわけがありません。

目のピント調節の筋肉を限界までギューッと収縮させて、連日フル稼働で酷使して暮らしているわけですから、眼精疲労になって当たり前なのです。

この眼精疲労が蓄積されたものが、いわゆる「スマホ老眼」です。

毎日コンタクトを長時間入れている人は、そこに輪をかけてさらに目に負担をかけていることになります。

私が子どものころは、夜、布団に入ってからも、マンガや本を読んでいると、「そんなに顔を近づけて読んだら、目に悪いでしょう」とよく親に叱られたものです。

でも、いまはスマホがマンガや本に取って代わり、目にかかる負担の大きさにはさらに拍車がかかっています。

親に見つからないように布団を頭からすっぽりかぶって、毎日2〜3時間ゲームに夢中になっている小学生がとても多いのです。

その間、彼らはまばたきもしないで、バックライトの強い光に照らされたスマホの小さな画面を凝視しているわけです。

眼精疲労が蓄積されると、スマホ老眼に発展するケースが出てきます。

目の調節機能の疲れが長く続くと、「調節痙攣《けいれん》」になり、さらにそれが続いて悪化すると、老眼と同じような症状が表れ、「スマホ老眼」に至ります。

歩いたときの脚の疲れ方で言えば、長い距離を歩いて「脚がくたびれた」と感じるくらいが眼精疲労で、20㎞くらいの長距離を連日歩いて、脚が攣《つ》ってしまった状態がスマホ老眼という感じでしょうか。

歩き過ぎて脚の筋肉が痙攣し、伸びも縮みもしなくなってしまうのと同じように、小さな細かい画面を見続けて、ピントの調節機能がほとんど働かなくなっているのが、スマホ老眼です。現代のライフスタイルは目を酷使する機会が多いので、余計になりやすいと言えます。

通常の老眼とスマホ老眼はそこに至るまでの過程は違いますが、目の調節機能の劣化という意味では同じなのです。

老眼治療の革命

実はいま、私を含め視力回復を専門にしている眼科医の最大のテーマは、「いかに老眼を治すか」についてです。

次章で詳しく説明しますが、老眼治療のためのレーシック手術、眼内レンズ手術の研究がここ数年で劇的に進み、50代、60代というアクティブな年齢の方が手術を受けて、次々に老眼から解放されています。

「老眼は、加齢現象（老化）なのだから、一度なったらもう元には戻らない」という常識が、過去の話となりつつあり、「老眼も治せる」という時代になってきました。

見え方としては、若いころとまったく同じ状態という域（レベル）にはまだ達していませんが、手術をすることでメガネなしの快適な生活を再び送れるようになった人は確実に増えています。

かつて老眼の矯正方法はメガネだけでした。それが最近では、遠近両用のコンタクトレンズも登場しています。

その後、手術機器や技術の進歩によって、屈折矯正を専門とする眼科医の間では、手術によって「老眼を治す」という考え方が一般的になりました。

手術方法を大きく分けると、「レーシック」という技術を使って老眼を克服しようという試みと、目の中に、遠近両用の「眼内レンズ」という人工レンズを入れて老眼を矯正するという方法があります。

老眼に対するレーシック手術は、専門的には、モノビジョン・レーシックといいます。簡単に言ってしまえば、まず目の表面に缶詰のフタのようなフラップを作ります。目の表面の一部がつながっていて、めくれるようなイメージです。

そこに、コンピュータでプログラミングされた通りにレーザーを打ち込み、患者さんの角膜の形状を変えて、ピントを合わせるという方法です。近視の人の場合は、角膜の真ん中を少し平らにすれば網膜にピントがピタッと合うようになり、遠視の人には、角膜に山形を作ることでピントが合うようになります。

これに対し、現在主流となっている多焦点眼内レンズについて説明しておきます。

多焦点眼内レンズは、もともと白内障の手術に用いられた技術です。「白内障」は、前述の通り、目の水晶体（レンズ）が白く濁る病気のことで、水晶体が硬くなる現象＝老眼と並行して進行していきます。

つまり、老眼と白内障は「セット」であなたの身に起こってきます。

すでに老眼の症状が出はじめている方は、同時に白内障も少しずつ進んでいると思ってください。

みなさんのお知り合いにも、60代、70代以上で白内障の手術を受けたという方は多数いるのではないでしょうか。白内障がひどくなると、ほとんどの方が手術を受けて回復していきます。

実は、老眼の手術は、この白内障の手術とほぼ同じ方法でできるのです。使用する「眼内レンズ」の種類が違うだけで、手術内容はまったく同じと言ってもいいと思います。

老眼を手術で治すと聞いて、「危険なのでは？」と先入観を持つ方もいるかもしれませんが、毎年150万の人たちが受けている白内障手術とまったく同じと聞けば、印象も変わるのではないでしょうか。

ではなぜ、白内障の手術を受けている方は数多くいるのに、老眼の手術を受ける方は少ないのか？

その理由は「保険診療」にあります。

白内障手術は保険適用となり、たとえば75歳以上の高齢者の方なら1割負担＝数万円の支払いで済みます。それに対して老眼治療の手術は保険が適用されない「自由診療」のため、50万〜100万円の費用がかかります。

この費用を、高いと思うか安いと感じるかがひとつのポイントと言えるでしょう。

そして、みなさんにぜひ知っておいて頂きたいのは、老眼と白内障は一度の手術で両方を治療することが可能という点です。

一度、老眼手術をすれば、老眼も治り、白内障も治り、これまでよりもきれいに見えて、メガネの煩《わずら》わしさからも解放されるという一石三鳥、四鳥の恩恵を受けられる治療なのです。

では、実際に手術を受けるとどうなのか、手術を受けた直後の方の声を紹介しましょう。

〈手術事例1〉　58歳・女性

学生のころから強度の近視で、メガネとコンタクトを併用する生活でした。強度近視で裸眼だと0・01くらいなので、外を歩くのもちょっと怖いくらいで、ここ数年、日常生活でも、仕事でも、すごく支障が出てきて困っていたんです。

仕事はフリーの通訳をしているのですが、企業のプレゼンテーションで大きなプロジェクターにパソコンの資料を映し出して説明をする際に、その映し出される文字がコンタクトレンズを入れていても読めなくなってきたのです。発表者の声だけ聞いて訳すのと、映し出された文字を追って内容を理解しながら、声でも聞いて訳すのとでは、パフォーマンスが数段違ってしまいます。

事前に大量に届く資料に目を通すのも、ピントが合いづらくなり、インターネットで調べ物をするのも、画面の文字がぼんやりして、目が疲れるばかりで効率が上がらなくなってきたんです。

日常生活でも、知らない場所に行くときに、駅の構内やホームで標識が見えないから、どっちの改札に出たらいいのかわからなかったり、スーパーへ買い物に行って、賞味期限の日付や値段が見えなかったり、野菜や生ものもはっきり見えないから、少し傷んでいるものを買ってきてしまったり。近くも遠くも見えなくて、本当に生活に不自由するレベルになっていたんです。

若いころは、コンタクトを入れれば見えていたし、メガネをかければ何とか見えるという状態でした。それが、45歳を過ぎたころからコンタクトでも矯正できなくなってきたので、自宅の近所の眼科へ相談に行ったんです。

でも、「これ以上は矯正できないのでしょうがないですね」と言われてしまい、矯正して最高で0・7程度。目の調子が悪いときは、0・5くらいしか視力が出ません。

仕事を続けられるかどうか悩んでいたときに、偶然、新聞広告で荒井先生の『目は治ります。』という本を知ったのが受診のきっかけでした。すぐ買って一気に読み、手術して治るならと思って相談に行くと、荒井先生は、「眼の状態を拝見する限り、手術はきちんとできると思います」と言ってくださいました。

手術をしようと決めていましたが、やっぱり目なのでちょっと怖さはありました。メスが目のほうに向かってくるのが見えるのかなとか、痛いのかなとか。

でも、実際に手術をした人にお話を聞いてみると、みなさん「すごく簡単だった」とおっしゃるので、そんなに不安に思わず受けることができました。

実際、メスが迫ってくる様子はまったく見えなかったです。光がパラパラと万華鏡のようにきれいに見えているだけでした。レーザーも、鋭い光なのかな、痛いのかなと不安だったんですけど、ちょっと視界が明るくなるくらいで、すぐに終わってしまいました。

手術中に大変に感じたことは、強いて挙げるとしたら、ひとつの方向を見て、目を動かさないようにじっとしていなければならなかったことくらいです。

手術中に痛みはまったくなく、その日の夜に麻酔が切れてからも、ちょっと違和感があったくらいで、夜はぐっすり眠れました。小さな切開をしているので、多少鈍い痛みはありましたけど、クリニックで頂いて帰ったお薬を飲むほどではなかったです。

翌朝、眼帯を外したときの視界は、劇的に違いました。これまでメガネをかけても、メガネを取っても、常にぼわっとしていて、まともに見えていなかったのが、遠くのデジタル時計の数字がはっきりと見えたんです。それと、視界が明るいことにも驚きました。コンタクトもメガネもなしで、近くも遠くも文字がはっきり見えるという解放感を大人になってから初めて味わいました。

術後のチェックのために外来で検査を受けると、視力は左右で1・2ありました。

私は白内障も進んでいて、目のレンズの中が茶色く濁っていたようなんです。視力がどれくらい出るか、荒井先生も少し不安視されていたようなんですけど、この結果に先生も「予想以上だったね」と喜んでくださいました。

〈解説〉

この方は、強度近視で白内障も進んでいました。強度近視の患者さんは若くして白内障になりやすい傾向があります。しかも、白内障の進行とともに近視も進んでしまうので、私のクリニックを受診されたときは、すでにメガネでは矯正できないくらい近視が強く出てしまっていました。水晶体の中心部はかなり混濁して硬く変性していたため、水晶体の代わりをする多焦点の眼内レンズを入れる手術を両目に行いました。

まず右目、1週間後に左目の手術を行いました。手術当日は眼帯が必要ですが、翌日には普通に見えるようになるので、生活に支障はまったくありません。目のピントをこの方に最も適した状態に持っていく自信はありましたが、長年、よく見えない生活をされていたので、目に入ってきた光を感じ取る細胞が弱ってしまっているかもしれないため、レンズを入れても目のほうが正常に反応してくれるかどうかは未知数でしたが、結果は、こちらが予測していた以上に良い視力が翌日から得られました。

早く治したほうがいい

手術で老眼を治した方のほとんどは、この女性のように、次の外来に来られたときから顔つきが変わります。

表情がパッと明るくなり、ほとんどの方が終始表情が生き生きとして、溢れんばかりの笑顔を見せてくれます。いままで目にしていた紗がかかったような世界から一転して、明るくクリアな視界になったからです。

ひとしきり喜びを口にした後、みなさんがお話しになるのは、

「私の顔にこんな皺《しわ》があるなんてショック！」

「ウチのお風呂場がこんなに汚かったなんて。はじめて気が付きました」

といった生活に根ざしたことです。

私たちは、五感の中で外界からの情報の約80％を目から得ています。無意識のうちに、視覚情報から自分がいまどういう状況にあるのかを判断しているわけです。

近年は、クオリティ・オブ・ライフ（ＱＯＬ＝生活の質）の大切さが叫ばれていますが、

目からの情報がいかに大事であるかということは、ある日突然、目からの情報が一切得られなくなったらと考えれば歴然としていますよね。歩行の際には、誘導してもらわなければ一歩も動けない。食事の際も、自分が何を食べているのか、箸をどう動かせば料理をつまめるのかもわからないなど、生活が一変してしまいます。

ですから、たとえ身体のほかの部分は元気でも、老眼や目の疾患で思うように目が見えない患者さんを前にすると、何とかできないかなという衝動にいつも駆られます。

手術で目がよく見えるようになった患者さんたちの喜びに満ちた表情を拝見するたびに、目の役割がいかに大きなものかを痛感し、屈折矯正が専門の眼科医冥利に尽きるという喜びを感じます。

そして、せっかく視力を良くする治療を受けるなら、自分で自由に動けるアクティビティの高い年齢のときにこそ、意味があるのではないかと私は思っています。

たとえば、50代、60代からの10年間、毎日見えづらい生活を我慢して過ごし、足腰が思うように動かなくなってから治療で目がよく見えるようになったとしても、患者さんご自身は、その治療の恩恵を半分程度しか享受できないと思うのです。

10年間という長い時間の生活の質（ＱＯＬ）を考えれば、年齢の若いうちに、機会があれば積極的に治す方法を検討してみるほうが、それによって得られる生活の質の変化や充実感は、はるかに高いのではないでしょうか。

それは、私自身が30代でレーシック手術を受け、快適な20年を過ごしてきた実感があるからこそ、自信を持ってお話しできることでもあります。そして、私自身老眼が出はじめたいま、そろそろ自分でも治療を受ける時期が来たと手術を考えているところです。

私は、治療を受けた患者さんには、決まって、温泉旅行に出かけることをお薦めしています。これまでのように、温泉に行っても、周りの景色はぼんやり、洗い場でシャンプーなのかリンスなのかがわからないということはもうないわけです。

スマホで観光情報や食事処を調べるときも、宿で新聞を読むときも、老眼鏡は必要ありません。あらゆるシチュエーションで煩わしさがないという快適さと、はっきりきれいに見える楽しさを、ぜひ存分に感じて旅をし、人生を満喫して頂きたいと思います。

「視力」とは何か

私たちが患者さんの老眼を治療することで目指しているのは、お一人お一人の「見え方」を良くすることです。ごく当たり前のことを言っているように聞こえるかもしれませんが、

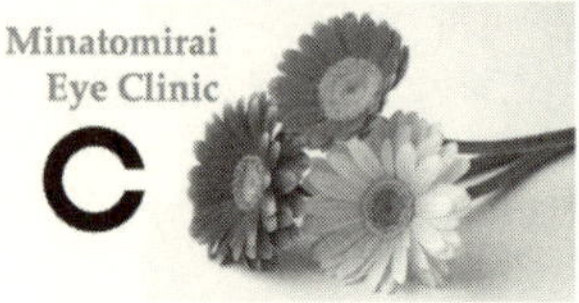

すっきりクリアに見える

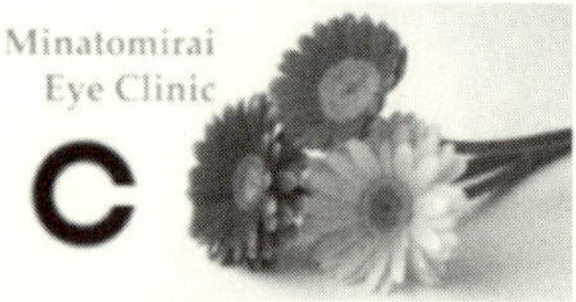

判別はできるがぼんやり見える

図3

目というのは、「視力が上がれば、よく見える」というわけではないのです。「見え方」と「視力」がイコールではないということは、われわれ屈折矯正が専門の眼科医の間では極めて常識的なことですが、一般的にはほとんど知られていません。

メガネやコンタクトレンズを作る際には、必ず視力を調べますね。片目を黒い目隠しで覆って、Cマークがどの方向に開いているかを答えるという視力検査は、健康診断などでも何度も受けたことがあると思います。

この検査で、視力が1・0以上あれば日常生活に支障はなく、視力が0・7を切るとメガネ等での矯正が必要になってきます。その矯正によって、視力がもとの数値よりも高くなれば、「よく見えるようになった」と思っている方がほとんどですが、実際は少し異なります。視力というのは、あくまでも見え方のひとつの指標に過ぎず、それだけでは「本当によく見えているか」の判断はできないのです。

私たちの目というのは、非常に繊細かつ複雑で、視力に加えて、シャープさやコントラスト、明るさなど、いろいろな要素が相まって、それらを総合して「いい見え方」が構成されています。

ですから、時々、「視力が1・5になりました！」というような広告を見かけますが、視力が1・5になったからといって、どこまできれいに見えているのかはわからないと思って頂いたほうがよいと思います。それだけで安易に飛びつくのは危険です。視力だけでは、本当によく見えるようになったのかを正しく知るための判断材料は足りていないという言い方が一番的確でしょう。

いろいろ言葉で説明するよりも、実際にご覧頂けば、一目瞭然です。

図3の二つの写真を見比べてみてください。あなたは、右と左、どちらの見え方になりたいですか。当然、言うまでもなく左側ですよね。しかし、この二つの写真は、視力で言うとどちらも同じ1・2。視力の数値だけで見れば、まったく一緒なのです。

やはり餅は餅屋で、屈折矯正が専門の眼科医と、それ以外が専門の眼科医とでは、だいぶ感覚が違うと言っても過言ではないと思います。

視力だけで見え方を語ることができないのは、われわれ目の専門家だけではなく、みなさんも知っておくべきことではないかと私は思います。とくにこれから治療を考えている方は、それによって治療先や治療法の選び方、治療結果の求め方が違ってくるはずです。

「きれいに見える」ために必要な要素は、「視力だけではない」と、ぜひ覚えておいてください。

第2章　最新治療の世界

老眼はいまや治療できる時代に

一般的に老化現象というと、60代、70代の印象が強いかもしれませんが、これまでお話ししてきたとおり、目に関しては、どんなに肉体的に若い方でも、45歳を境に老眼の兆しが現れます。

私が眼科医になったころは、老眼を治せたらいいよねと考えられてはいても、まだ実際に治療をして「治す」という技術がありませんでした。「老眼になるのは加齢現象だから年をとれば仕方がない」とあきらめて、老眼鏡をかけるのが当たり前だった時代です。いま現在も、「老眼って治せるの?」と思っている方も、まだかなりいるかもしれません。

しかし、最新の光学的な技術が検査機器や手術機器に応用できるようになり、治療技術の進歩にともなって、屈折矯正を専門とする眼科医の間では、手術で「老眼を治す」という考え方が一般的になっていきました。ただし、「治る」といっても、若いころと同じ目の状態に戻るわけではなく、さまざまな方法で視力を矯正することで、極力メガネをかけずに生活できる状態にするという治療です。

大きな変化をもたらしたのは、「レーシック」という技術で、老眼を克服しようという手術の登場でした。角膜をレーザーで削ってカーブを変化させることで視力を矯正するのです。さらに、白内障の手術を応用して、目の中で水晶体の代わりをする「眼内レンズ」を入れて老眼を矯正する手術も行われるようになっています。

老眼と一口に言っても、老眼の進み具合、近視、遠視、乱視、白内障などほかの病気の有無などによって状態は異なり、適した治療法が変わってきます。

さらに、どんなライフスタイルなのか、近くを見ることが多いのか、遠くを見ることが多いのか、仕事や生活の上で何に困っているのかによっても、治療法は異なります。いまはまだその多くが自由診療の治療なので、経済的な面が治療選択に影響する側面もあるでしょう。

また、目の手術と聞くと、モノを見る感覚器なので、

「眼球に直接麻酔を打つの？」

「治療する様子が見えるの？」

と、多くの方がほかの手術とは違う不安を持たれます。

でも実情は、おそらくみなさんがイメージされているものとは大きく違っていると思います。

8割がメガネ不要に

老眼手術には、**レーシック**、**眼内レンズ**に加え、**角膜内インレイ**という方法があります。

レーシック手術は、レーザーで見え方を矯正する治療です。レーシックの技術は近視矯正などにも使われていますが、老眼治療では、「モノビジョン」と「マルチゾーン」という2種類の方法があります。ただし、マルチゾーンは、目が慣れるまでに1〜3ヵ月ほどかかり、瞳孔が小さい人には遠近の機能が十分に発揮されないなど、術後の見え方に個人差が大きい治療法のため、私のクリニックでは現在は行っていません。

「角膜内インレイ」とは、薄いリングや小さなソフトコンタクトのようなシートを角膜に留置して、遠くも近くも見えるようにする手術です。うまく合う方にはとてもいい方法なのですが、慣れるまでに3〜6ヵ月かかり、なかにはどうしても慣れなくてしばらく経って取り出すケースもあるので、私のクリニックでは第一選択の治療ではなくなっています。

3つ目は、水晶体の代わりに「眼内レンズ」という人工水晶体を入れて見えるようにする手術で、正式には「水晶体再建術」といいます。

これは白内障の手術を応用したもので、白内障の症状が出ている方は、老眼と一緒に治すことができます。

「老眼も白内障も老化による水晶体の劣化なので、どちらも治らない」

かつてはそう考えられていましたが、いまから40年ほど前に、老化して濁り動きが鈍くなった水晶体を眼内レンズという人工水晶体に交換する方法が一般的に行われるようになったことで、これまでの常識がひっくり返されました。

レーシックや角膜内インレイは、角膜に施す対症療法ですが、眼内レンズは生涯にわたってこうした治療の改善効果が続くのが大きな特徴です。

老眼は病気ではないため、当初はすべて自費診療でしたが、人は生きている限り全員が老眼になり、治療の希望者もたくさんいます。また時代とともに、老眼は調節機能障害と考えられるようになったことで、２００９年から先進医療の対象になりました。

眼内レンズを入れる手術方法は、白内障の手術とよく似ていますが、白内障手術は、濁って動かなくなった水晶体の代わりに透明で単焦点の人工水晶体（眼内レンズ）を入れるので、老眼に関してはまったく手つかずです。

それに対し老眼治療の場合は、遠近両用の焦点を持つ（多焦点）人工水晶体を入れるので、白内障も治る、手元も遠くも見えるようになる。ここがポイントですね。だから白内障の症状がまだない方でも、この方法で老眼治療をすれば、将来的に白内障になる心配もなくなり、ほかの病気にならなければ、ずっと見えるままでいられるわけです。

では、すでに白内障の手術をしていて、老眼も治したいと思った方は、この手術をあきらめなければならないのかというと、そんなことはありません。白内障手術を受けている方でも、多焦点の眼内レンズを入れることは可能です。以前に手術した際に入れた眼内レンズはそのままにして、その上にもう一枚の多焦点眼内レンズを入れます。

世界的には白内障の手術をした人向けの「2枚目用の多焦点眼内レンズ」がすでに発売されています。

ちなみに、先のレーシックと角膜内インレイは、どちらも角膜に行う手術なので、水晶体の変性が原因である白内障は治すことができません。

手術の治療費に関しては、私のクリニックでは、どんなレンズを使っても、どんなオプションをプラスしても同一の金額にしています。

レンズの種類によって料金を変えてしまうと、そちらに誘導しているのではないか、わざと高いものを勧めているのではないかと、疑心暗鬼になる方もいらっしゃるので、多焦点の眼内レンズ手術といったら、どのレンズを使っても同じ値段に設定しています。

現在、眼内レンズは、世界中のベンチャー企業から大手企業までが手掛けていて、開発されている種類は30種類以上にのぼります。

これらの老眼手術を私のクリニックではすでに１５００件以上行っています。その内訳は、全体の約85％が「多焦点眼内レンズ手術」、14％が「モノビジョン・レーシック手術」、残りの約１％がそれ以外のアプローチによる手術です。

治療選択の際は、その患者さんが受けられる可能性がある治療法はすべてお話しします。もちろん、手術適応になるか否かという問題もありますが、患者さんが希望されるのも、多焦点眼内レンズ手術が圧倒的に多いのです。それぞれの治療のより詳しい特徴は後述しますが、人気の理由は、「手術の効果が半永久的に続く」ことです。

治療による変化は、実際に手術を受けた方の声をぜひお聞きになってください。

これらの老眼治療をすると、私のクリニックのデータでは、平均で裸眼の視力は遠くが１・２以上に、手元は０・７〜０・８をキープできるように改善されます。

「手元の視力が０・８」と数字だけ聞くと、改善率が低いように感じるかもしれませんが、実際は０・４〜０・５の視力があれば新聞も読めるので、日常生活にはほとんど問題ない視力が得られるようになると考えてください。

それは、これらの老眼手術をした後、どれくらいの方がメガネから解放されているかを知ることでご理解いただけるでしょう。

私のクリニックでの統計データを見ると、もっと遠くが見たいからと術後にメガネを作った人は13%、近くを見たくて作った人を合わせても、両方で20%強です。残りの8割近い方は、手術のあとにメガネを購入していません。

手術を受けたおよそ8割の人がメガネをまったく使わずに生活しているというのは、目の専門家から見ると驚異的なことなのです。人類史上、老眼がある年代でメガネを使わずにすべての生活ができる人間はいなかったわけですから。

こうした老眼治療の技術は、今後さらに伸びていく可能性を秘めています。メガネなしで生活できる中高年層の割合はもっと多くなっていくでしょう。私も現役で治療を行う限り、それを極めていきたいと考えています。

手軽な「モノビジョン」治療

では、それぞれの治療法について、もう少し詳しくお話ししていきたいと思います。

モノビジョン・レーシック手術というのは、特殊なレーザーを角膜に照射することで角膜のカーブ（屈折率）を変化させて、左右の目の度数を意図的に変えることで、遠くも近くも見えるようにする治療です。片方の目は近くがよく見える、もう片方の目は遠くがよく見えるようにピントを合わせることで、両目で見たときにそれぞれの目が補い合う結果、遠近両用の目を作ることができるのです。

「モノビジョン」の「モノ」は「ひとつの」という意味です。

簡単に言ってしまえば、レーザー治療で左右の目の視力が違う状態にすることで、近くも遠くも見えるようになり、メガネが要らない生活になるという方法です。

まだ白内障の症状がなく、遠くの視力は裸眼で1・0以上あり、近くだけが老眼で見えにくくなってきたという方には、非常に適した方法です。

手術後に眼帯も必要ないという手軽さや、治療のリスク、自由診療の治療のなかでは費用が抑えめであるという面からも、比較的受けやすい治療だと思います。

モノビジョン・レーシック手術は、術後にどんな見え方になるのかを事前にシミュレートできるので、治療後の生活をイメージしてもらいやすい方法です。その上、目の状態によっては利き目ではない片方の目の手術だけで済むこともあります。

また、通常のコンタクトレンズでモノビジョンを試すこともできますから、40代から50代で普段からコンタクトを使っていて、老眼が出てきて困っているという場合は、一度、コンタクトでのモノビジョンを試してみてもいいと思います。それで快適に過ごせれば、その状態をレーシック手術で作ってしまえば、コンタクトなしの生活を送れるようになります。

ただし、治療の耐久性は、眼内レンズに比べ限りがあります。個人差はありますが、効果が期待できるのは5年からもって7〜8年というのが平均的な期間です。

治療選択の際は、その点もきちんと理解して決めるようにしてください。

コンタクトレンズのモノビジョンで遠近どちらもよく見えるようであれば、しばらくそれで生活し、白内障が出てきたときに眼内レンズ手術でモノビジョンにするという選択肢もあります。

保険で治す「単焦点眼内レンズ」

単焦点眼内レンズは、ピントが合う焦点が一つのレンズです。遠中近のどこかひとつに合わせることになりますが、実際に手術を受ける方は、近くに合わせるか、遠くに合わせるかを取ることが多いですね。あらかじめ、その方がどんな生活を送っているのか、仕事や趣味、何に一番困っているかを問診でよく聞いて、希望に合わせた距離でピントを合わせるようにします。

ピントが合う距離は限られますが、その距離のものははっきりと見えて、夜間にクルマのライトやネオンをまぶしく感じたり、滲《にじ》んで見えることはほとんどないのがこのレンズの魅力です。

ただし、ほとんどの方は術後にメガネが必要になります。

たとえば、遠くにピントを合わせて手術した場合は、裸眼でよく見えるのは遠くだけなので、近くを見るときは老眼鏡が必要になります。近くにピントを合わせた場合は、近視の状態になるので、手元はよく見えますが、遠くを見るときはメガネが必要になるわけです。

単焦点レンズをスタンダードに使うと、このように完全にメガネが要らない生活にするのは難しいのですが、日常的にどこを見ることが多いかという頻度の問題なので、近くを見ることが多い生活の場合は、遠くを見るためのメガネは必要ないという方もいますし、クルマを運転するときなど、遠くを見るときだけメガネをかけるようにしても、それほど煩わしさや面倒を感じないという方も多くいます。

こうした一方で、眼内レンズには細かい度数が設定されていて、レーシック手術のモノビジョンと同じ考え方で、単焦点レンズでも遠近が見える目を作ることもできるのです。片目を遠くに合わせて度数を決め、反対側の目は近くに合わせた度数の設定にすると、両目で見ると、それぞれの目が補い合うので、慣れると近くも遠くも見えるようになります。

眼内レンズには、この単焦点レンズのほかに「多焦点」という複数の距離にピントが合うレンズもありますが、現在、日本の眼科で一般的に使われているのは、保険適用の単焦点レンズです。

多焦点レンズを使いたいという方は、自費診療になります。

2008年に厚生労働省が「多焦点眼内レンズを用いた水晶体再建術」という先進医療の枠組みを作っています。先進医療として手術を受けると、手術費用は自費ですが、手術前後の検査や診察は保険診療で受けることができます。

この制度で使用できる多焦点眼内レンズは国の指定を受けた4種類に限られますが、生命保険などの先進医療特約に加入していれば、手術費用は保険会社から給付されます。この先進医療での多焦点眼内レンズ手術を行える眼科は全国に500ヵ所以上あります。

世界では日進月歩で次々と新しい眼内レンズが開発されていますから、新しいレンズが登場すると、それが一番良くて、それまでのものが劣るような印象を持つ方がいらっしゃいますが、どのレンズもそれぞれ一長一短があり、すべての方にベストという眼内レンズはまだありません。

設計原理が新しいもののほうがよりきれいに見えるのは確かですが、先進医療に指定されたレンズが決して悪いわけではないので、誤解がないように患者さんにお話ししています。

一番人気の「多焦点眼内レンズ」

眼内レンズには、単焦点レンズのほかに、遠くと近くのふたつに焦点を合わせることができる「多焦点眼内レンズ」もあります。15年ほど前に開発され、私のクリニックでは、希望される方が一番多い治療法です。

多焦点眼内レンズの最大のメリットは、ほかの目の病気にならない限り、回復した視力は半永久的に続くので、生涯困らないこと、そして、白内障の心配がなくなることです。

白内障は目の水晶体が老化によって、最初は茶色く、後に白く濁る病気ですが、手術でその水晶体そのものを人工水晶体に取り替えてしまうので、もはや老化で濁る心配はなくなるわけです。

手術の大変さも、通常の白内障手術とまったく変わりません。

ただし、多焦点レンズの場合は、精度が命なので、術中の検査でレンズがぴったり合っているかを確認するのに少し時間がかかります。

それと乱視がある場合は、もともと裸眼で見たくて手術を受けるわけですから、乱視が残らないように、その方に適した工夫をして対応します。乱視用のレンズを使うこともありますし、黒目にわずかに切り込みを入れることで乱視を軽減するという方法を取ることもあります。

デメリットとしては、夜は点状の光が少し滲みを感じることがあるということです。

統計調査では、治療を受けた約20％の方が、「夜は光が滲むけど、はじめから治療の説明で聞いていたことなので気にならない」と回答されています。しかし、そこは個人差が大きく、「予想以上に光が滲む」と感じた方や、光が滲むせいで夜間の運転ができなくなったという方も少数ながらいます。ですから、夜間に運転する機会が多い方は、はじめにその点をよく主治医から聞いて判断されるといいと思います。

また、ほとんどの多焦点眼内レンズは海外製なので、アルファベットを読むことを前提に度数の設定がされています。日本語はアルファベットよりさらに細かい漢字を判別しなければならないので、本当に小さい字は見づらさを感じて、「もう少し手元の細かいものが見たい」という方も時々います。

私がいまクリニックで主に使っている多焦点レンズは、ドイツ製・ベルギー製そしてイタリア製の最先端のレンズです。これは厚労省の認可外なので自費になってしまいますが、性能は非常にいいものです。

さらに最近では、遠近の2焦点に加えて、遠中近の3焦点を合わせられる新しいタイプの多焦点レンズも登場しています。

これは、従来の多焦点レンズの遠近のピント調整では、中間の距離のものが少し見づらいという声から開発されたものです。本や新聞、スマホの文字ならはっきり見えるけど、パソコン入力になると、少し文字がぼやけてくるというのが中間距離です。

新しいレンズの開発については、後ほどお話ししますが、こうした患者さんの術後の悩みは、今後、少しずつさらに改善される方向に動いていくと思います。

私のクリニックで手術に使用できる多焦点眼内レンズのバリエーションは、先進医療で使えるレンズのほかに、常時6種類くらい準備しています。

事前検査の手続き

手術の際に重要になるのが、事前の検査です。

たとえば、レーシック手術では、眼球の波面収差《しゅうさ》（89ページ参照）といって、目の中での光の散乱具合を機械で測定する検査があります。たくさんのLEDが蜘蛛の巣のように細かく並んでいて、患者さんには白っぽく見えます。その機械で何回も測り、最終的にどのデータを採用して、どうプログラムするかを私自身が決めています。

カルテを見ながら、検査データを見て、目の状態がきれいに撮れているか、波形がきれいに取れているか、何度か測定してデータは安定しているかなどをチェックしていきます。そこはスタッフに任せてもいいのでしょうが、私は必ずすべての患者さんのデータを自分で見て、手術のプログラムを作成しています。

データを解析して手術のプログラムを作るのにかかる時間は、患者さん一人あたり10〜15分程度です。

きれいなデータが取れていれば、もっと早いかもしれません。もし思うようなデータが揃っていなかった場合は、その患者さんにもう一度来て頂いて、再度、データを取り直すこともあります。

スタッフに患者さんへの連絡を頼むと、患者さんからのクレームになることもありますが、その方の一生の問題なので、目の治療をするプロとしては、ここは譲れないところです。たしかに患者さんにも負担がかかりますし、一度検査しているわけですから、いまあるデータを使えばいいじゃないかという考え方もあるかもしれませんが、このデータがいわば手術の設計図になるわけですから、妥協はあり得ないのです。

そもそも医療というのは結果が不安定なものなので、準備段階のデータが不安定だと加速度的にリスクは増えると私は思っています。万全を期して作成すべき手術の設計図を「こんなもんでいいや」という姿勢で対処するのは、プロの仕事とは言えません。ですから、いまあるデータでは無理と判断した場合は、患者さんにご足労願うことにしています。時々、来院したその日に手術が可能と謳っている広告がありますが、私には考えられないことです。

通常は、外来の1回目に適応検査、2回目に確認検査、3回目で手術となるのですが、データが不安定だった場合は、何度か測定することになるというお話は、外来の初回に患者さんにはお伝えしています。

どうしても仕事の関係で時間が取れないという方は、手術の当日に1時間早くお越し頂いてデータを取り直し、手術が始まる直前にプログラムを作成することもあります。

どんなに手術中の工程のひとつひとつを丁寧に行ったとしても、元になる設計図に狂いがあったら、ベストの結果にはなり得ません。患者さんのこれから先の人生の視界（目の見え方）を決定づけてしまうものなので、手術そのものも大切ですが、じつはここが一番の肝なのです。

また、目の手術に関しては、治療のスピードばかりを求めるべきではないと思います。手術時間が3分とか5分という早さで終わるからいい手術であるとは限りません。むしろ、これだけ小さな臓器を顕微鏡で拡大してしっかり見て、できるだけきれいに見えるようにするために、ひとつひとつの工程を丁寧に進めていったら、5分ではとても終わらないはずなのです。私たちのクリニックでは、患者さんに最も適した目のカーブを術前の設計図で出していますが、最終的に本当にその数値でいいのかどうか、入れた眼内レンズにズレがないかどうか、光学的にチェックする検査を必ず行って手術を終了します。

ひとつひとつの工程を丁寧に積み上げていくことが、後々、患者さんの見え方や満足度に大きな差となって出てくることは、経験からわかっていますし、そこがわれわれの力を発揮するところなわけですから、むしろ丁寧すぎるくらいで丁度いいと思いながら、いつも手術に臨んでいます。

手術といっても、老眼治療で麻酔の注射を目に直接打つようなことは一切ありません。多

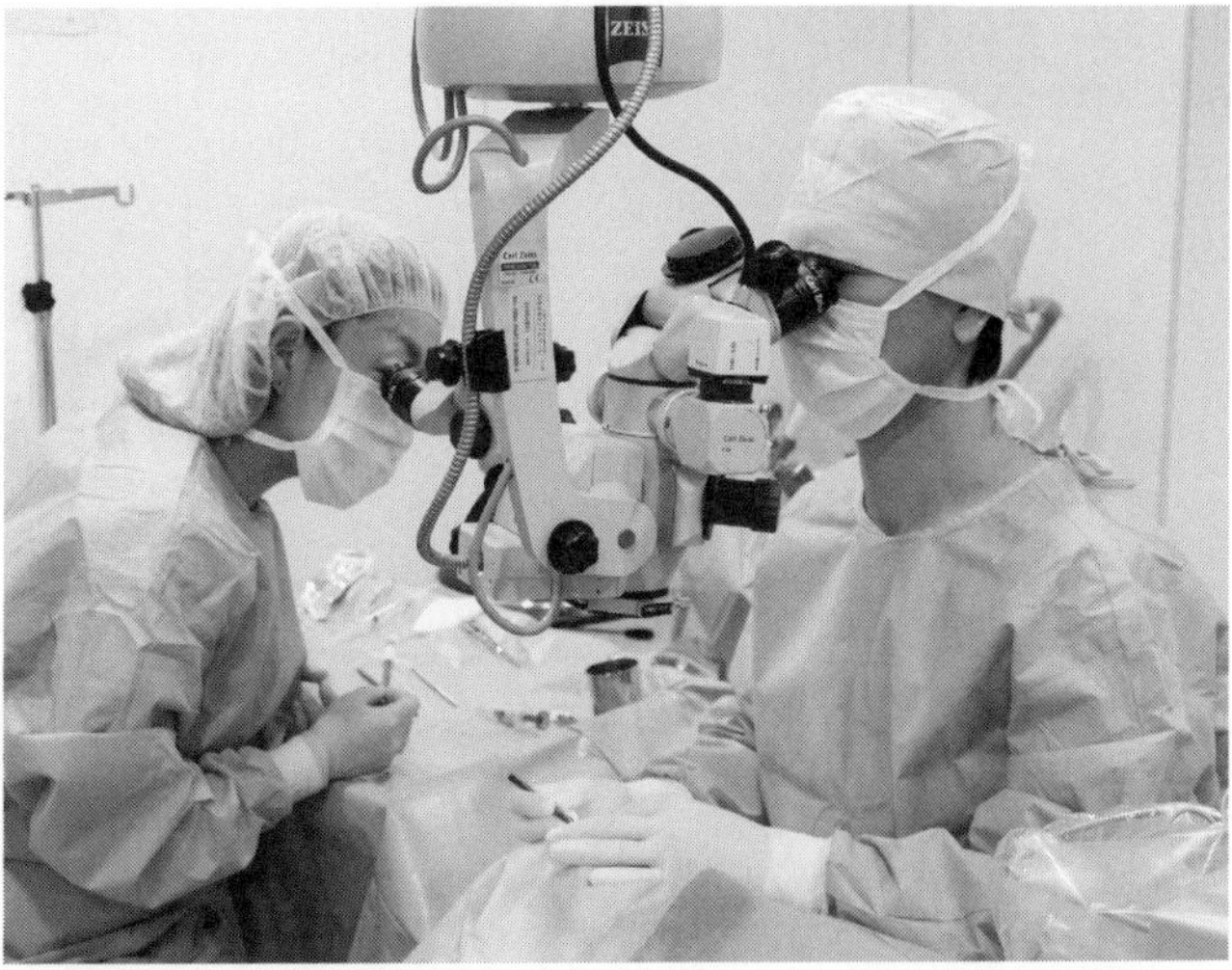

くの眼科の手術は、目薬を注《さ》すことで麻酔が可能なのです。

また、目というのはとても小さくて繊細な臓器なので、眼科の手術は、執刀医が顕微鏡を使って患者さんの目を見ながら行います。顕微鏡のライトがとてもまぶしいので、患者さんの視野はぼんやりしていて、手術中に治療器具が見えるようなことはまったくありません。第1章で紹介した、実際に手術を受けた方のお話にもありますが、手術中に患者さんが見えているのは、キラキラと明るい光だけなので、視覚的な恐怖は何もないと思って安心してください。

点眼麻酔（局所麻酔）ですから、治療中に患者さんの意識はしっかりありますし、私やスタッフの声も聞こえています。問いかけに答えて頂いたり、「下の方を見ていてください」という私の指示に従って目線を動かして頂くこともあるくらいなので、会話もできます。

手術時間は正味15分前後です。この間、患者さんに頑張って頂くのは、頭を動かさずにじっとしていて頂くことくらいですね。痛みもありませんから、リラックスして横になっているだけで治療は終わります。

では、実際にどんな治療を行っているのか、眼内レンズ手術を例に、当日の流れを紹介しましょう。

①手術が午前の場合は朝食、午後の場合は昼食を抜いて、胃に何も入っていない状態にしてもらいます。付き添いは必ず要るわけではありませんが、患者さんの安心感が違いますし、術後の帰宅時の安全のためにも、できるだけ付き添いをお勧めしています。

②クリニックへ着いたら、目の状態を手術が可能になるように何回か目薬を点眼して頂きます。その後専用の個室へ移り、スタッフが目の消毒や血圧測定、点眼麻酔を行います。降圧剤など、常用している内服薬のなかには服用を中断できないものもあるので、事前に主治医に確認しておきましょう。

③患者さんは手術室へ歩いて入室し、治療専用の椅子、もしくはレーザー治療の手術台に横になります。仰向けに寝た状態で、手術する側の眼を洗浄して周囲を消毒後、睫毛《まつげ》が眼球に入らないようにシールで留め、一般的な手術と同じように、手術する患部（眼）以外はカバーで覆います。

④手術開始

局所麻酔なので、患者さんは意識もあり、身体も動かせます。ただし、手術中に顔や身体を突然動かすと、非常に危険です。手術時間は正味15分ほどなので、なるべく顔や身体は動かさず、医師やスタッフの声かけに従って、眼だけ指示された方向を見るようにしてください。緊張して力が入ってしまう方がいるのですが、全身の力を抜いて、両眼を楽に開け、指示された方向に目線を動かしてもらえれば大丈夫です。治療が始まってから、もし、何か異常を感じたり、かゆくてどうしてもガマンできないようなときは、その場ですぐに「先生、〇〇なんですけど」とお話ししてください。では、始めましょう。

黒目（角膜）の縁に約2㎜の小さな切れ込みを入れます。通常は執刀医がメスを使って行いますが、最新式の手術ではレーザーを使用します。

眼の中のレンズ（水晶体）を包んでいる袋の前面部（前嚢）を丸く切り取って、水晶体の中身を吸い出す窓を作ります。通常はピンセットで行いますが、最新式の手術ではレーザーを使用します。

約2㎜の切開創《せっかいそう》からストロー状の器具を挿入し、超音波振動を加えて、濁った組織を崩しながらストロー状の吸引器で吸い取っていきます。水晶体の中身は、通常は透明なゼリー状ですが、白内障がある場合、初期は茶色、進行するにつれて白く濁り、ソフト煎餅くらいの硬さになっています。超音波振動はごく微細ですから、患者さんには振動はわかりません。

水晶体の袋の中をすべて吸い取り、きれいにしたら、ここで目の度数を測ります。事前に度数を計算して用意しておいた眼内レンズ（人工レンズ）と、術中に計測した数値を見比べ、執刀医はより信頼度の高いほうの数値を採用してレンズを選びます。

私たちのクリニックでは、まだ国内に20台しかないＯＲＡ（オラ）という最新機器で計測を行っています。

小さく折りたたんだ眼内レンズを挿入します。インジェクターというストロー状の筒の中にあらかじめレンズを丸めた状態でセットされているものを挿入し、筒から押し出すと、水晶体の中でレンズがパンと広がります。

このときに入れるレンズの種類によって、単焦点、多焦点など見え方に大きな違いが出てきます。最後にもう一度、度数を計測し、OD（正視）に近くなっているかを確認します。

術中は、眼に傷がつかないように粘弾性物質というジェル状のねっとりした液体で眼の中を満たして手術を行っていますから、これを洗い流し、代わりに生理食塩水で満たします。傷口は30秒ほどで自然に組織がくっつくので、縫い合わせたり貼り合わせたりする必要はありません。その後、眼をスポンジで上から軽く押してみて、傷口から水が漏れないことを確認し、問題がなければ手術は終了です。

その場で術後用の大きな眼帯《がんたい》をします。

⑤患者さんは回復ルームへ移動し、10〜15分程度、リクライニングチェアで安静にして頂きます。

⑥スタッフから術後の注意事項の説明を受け、目薬や痛み止めなどをもらって帰宅となります。

⑦翌日、外来で眼の状態をチェックします。それまでは眼帯を外して眼をこすったり、直接

触ったり、圧迫するようなことがないように注意してください。また、麻酔が切れた後は、小さな切開創でも眼を切開しているわけですから多少ピリピリしたり、痛みを感じる場合があります。ほとんどの方は、痛み止めが必要ない程度の痛みや違和感で、夜もしっかり眠ることができ、翌朝を迎えますが、痛みが強いときは我慢せず、クリニックでもらった痛み止めを飲んでください。また、処方された目薬は、翌日に眼帯を外した後に、必ず忘れずに指示通りに注すようにしてください。

施設によっては、保護メガネで帰宅するところもあります。その際には当日から目薬を点眼するように指示されます。

現在、国内の白内障の手術は年間１５０万件にのぼりますが、そのうちの99％の手術は、執刀医の手技で行われています。工程のなかで紹介した、切開に用いるレーザー機器は、フェムトセカンドレーザーというアメリカのメーカーの製品で、米国内ではすでに１４００台が医療機関で使われていますが、日本では保険の対象になっていないので、まったく普及していません。国内に導入されているのは、まだ30台程度です。

私のクリニックは同じビルの４階（保険診療）と８階（自由診療）の２ヵ所で診療を行っ

ているのですが、コストの問題もあり、火曜日に行っている保険診療の手術は、私がメスを使って手で行い、自由診療のほうはレーザーを使用しています。

執刀医がメスを使って手で行うと、切開創が大きくなるのかというと、決してそのようなことはありません。約2㎜というのは、硬くなった水晶体を壊すために用いる超音波器具の直径です。超音波チップの幅がちょうど2㎜くらいなので、その径に合わせて切開しています。以前は3・5㎜以上切開しなければ器具が入らなかった時代もありましたが、メーカーの努力で3㎜を下回るようになりました。

レーザーが使われるようになったのは、安全性、正確性、安定性の面からです。水晶体の前面を切る際は、水晶体を覆っている膜を医療用のピンセットでプチッと割いて、そこからくりぬくように切り取っていきます。患者さんの眼には個体差がありますから、10人いれば、水晶体の形状もカーブもそれぞれ微妙に違うので、くりぬいた形状は患者さんによってどうしてもまちまちになります。ベテランの執刀医が行えば切開創に大きな差は出ませんが、レーザーを用いると、術中にその山状の大きさやカーブを認識して、5・3㎜とか4・8㎜とかコンピュータが計測し、患者さんに応じた正円を自在に正確に切り取ることができるのです。

また、最初の切開時も、ただ2㎜に切っているわけではなくて、まず30度の角度で入って、一度180度に上げてから、再び45度の角度で下りるという「三面で切る」という手法を取っています。そのメスの入れ方は、私たちは長年の経験でコツをつかみ行っているわけですが、レーザーで行う場合は、患者さんの目の形状に合わせて、たとえば45度を42度にするなど、コンピュータで計算されて切開を入れる角度が自在に決められるわけです。

執刀医が手で行う場合は、すべての人に同じ角度、同じ深さで、メスが入るということはあり得ません。三面で切る際に、少し長く入るときもあれば、やや短く終わるときもある。切ったことで出る乱視の歪み方なども、すべて同一ということはないので、その人の目の形に影響が出るところも、わずかに違うわけですが、デジタル化されたレーザーだと、それがなくなるわけです。

私たちは、度数のズレや乱視などを、なるべくなくすことを目標として手術をしていますから、当然、こうした機械を導入して正確性がより増すのであれば使いたい。より高みを目指した治療をしたいのです。

ですから、私たちのクリニックでは、術中に眼の中がきれいになった状態で正確な度数を測り、事前に計算式で出していたレンズと比較して、よりその方に適したほうの数値を採用し、レンズを選ぶということを行っています。

さらに私は、最後にもう一度度数を測るようにしています。非常に稀なことですが、数字の上ではどこも計算に間違いはなく、これがベストだと思って入れたレンズでも、患者さんの眼の中に入ると、どうも度数が違うということがあるからです。あとで何度見返しても、どこも計算は間違っていない。それなのに度数にはズレがある。生体というのはそういう未知数なところがあって、計算通りにいかないケースも時々あるのです。

通常は、術前の検査での計算式と術中にも検査してその場で確認しているわけですから、ズレることはないのですが、より高みを目指した結果、ごく稀にこういう生体の不思議に直面するようなことも出てきます。こうしたことを目の当たりにすると、目の構造や働きは、まだすべてが解明されていないのだと実感します。

ですから、念のため、最後にもう一度、度数を測り、目指す度数との差が０Ｄに近くなっているかを確認することをどの患者さんにも行うようにしています。

滅多にありませんが、もし、そのズレが私の考える許容量（±０・５Ｄ）より大きいときは、

「すみません、入れたレンズの度数が合っていないので、いまから入れ替えますね」

とお話しして別のレンズに入れ替えることもあります。入れ替えるといっても、5〜6分あればできることなので、患者さんの負担もそう大きなものにはなりません。

入れた眼内レンズはそのままでは2㎜の切開創から出ませんから、特殊なハサミを使って眼の中で2つか3つに切って小さくして抜き出し、別の度数のレンズを入れ直します。

医療的には、保険診療において0D付近に収めなければいけないと定められているわけではありません。でも、多焦点レンズを使って裸眼で生活したいという患者さんの欲求は、まさにそこにあるわけですから、度数にズレがあるとわかった状態で終わらせるというのはプロとしてあり得ないのです。

老眼治療の体験談

では、手術をしてほしいと来られる方は、どんな風に困っていて、手術によってどう変わるのか、実際に相談に来て手術を受けた方の例を紹介しましょう。

〈手術事例2〉津村直美さん・58歳・男性

高校のころからメガネとコンタクトレンズを併用する生活をしてきましたが、40代を過ぎても不便はまったくなかったんです。それが、この1年ほどで急に近くのものが見えづらいと感じるようになりました。

人より老眼の症状が出るのが遅かったのは、若いころから左右の視力に差があったからだと思います。矯正をすれば右目はそこそこ見えるんですが、左目が悪い。その状態でもう長年慣れてしまって、モノビジョンみたいになっていたんだと思います。

ただ、56歳になって、近くはメガネを外さないと見えなくなってきて、遠くを見るときにはメガネが必要で、中間距離はとくに調整が難しくなってきた。急に不自由さを感じるようになったので、ああ、みんなが騒いでいるのがとうとう自分にも来たのかなと思いました。

手元よりも近くのものなら、メガネを外せば見えるんですが、本が読みにくい。とくにパソコン作業が厳しくて、画面上の文字を大きくしないと仕事にならない状態でした。車の運転はメガネをかけてするんですが、メガネで遠くは見えるのに、パネルの表示が見えない。

使い捨てタイプの遠近両用のコンタクトを使っても、照明の暗いレストランだと、メニューがまったく見えない。それで、メニューを見るときは一度そのコンタクトを外して、顔を近づけて文字を見て、場合によってはまた新しいコンタクトを入れ直したりしていました。

老眼が治せるということは、以前から知っていました。2年ほど前に雑誌で目にした、ゴルフをやりたいがために老眼を治療したという人の記事が印象に残っていたんです。

普段から割と慎重なほうなので、病院を探すときは相当調べるようにしています。まずネットでザッと見て、口コミや治療を受けた人のブログなども読みますね。それから本や雑誌を見て、荒井先生のクリニックのサイトもチェックして、実際に行ってみようと。

いままで手術なんて一度もしたことがないので、もちろん怖さはありましたけど、モノビジョンのレーシック手術なら、もともとの左右の視力に差があるから違和感なく見えるでしょうし、片眼で本が読めて、片眼で遠くが見えれば、それで十分だと思って伺ったんです。

スタッフの方に非常に丁寧な検査と説明をして頂いて、その結果、老眼だけではなく、白内障もあるとわかって驚きましたね。自分ではまったく自覚症状なんてなかったですから。

ただ、白内障があると、レーシック手術は受けられないので、もう一歩進んだ眼内レンズ手術を検討することになりました。荒井先生にも、「眼内レンズ手術なら、白内障も老眼も一遍に治るから絶対にいいですよ」と伺って、最終的に多焦点レンズを入れることに決めました。

まず右目の手術を、その1週間後に左目の手術をして頂きました。

手術は2段階に分かれていて、はじめに白内障をレーザーで切って除去し、その後、多焦点レンズを入れるという流れで進みました。レーザー治療のときは、かなりまぶしくて、MRI検査のときのような独特な音がして、身体に響いてくるのが不思議な感じでしたけど、痛いわけではないし、目は開けたままになっていますから、その都度、ある程度は工程が見えていました。ピカピカ光る中に緑色の格子状の光が見えて、ピッピッピッピッと鳴っているので、ああ、レーザーで格子状に切っているんだなとか、水がバッと出てきて、それが取り除かれていくときも、ああ、洗ってるんだなというのが、なんとなくわかる。SF映画を見ているような感じでしたね。

水晶体の濁りが取り除かれたあとは視界が真っ黒になって、見えなくなったのもわかりました。治療台を移って先生が手作業で眼内レンズを入れてくださるんですけど、このときも痛みはないです。ただ、上から押されているような感じはわかりました。

私はほかに手術を受けたことがないので比較はできませんが、手術は非常にあっさりと終わった印象です。ただ、15分から20分くらいの間は動いてはいけないので、早く終わらないかと思っていましたが（笑）。

術後、隣の部屋へ移って、10分か15分くらい安静にして、手術した目にガーゼみたいなのを上からふわっとかけて、目を衝撃から守る眼帯をつけて、その日は終了でした。

ただ、一人で帰るのは危ないので、手術当日はクリニックの近所に泊まるか、自宅へ戻る場合は家族の付き添いが必要と言われていました。私は近所のホテルに一泊しました。

手術したほうの目が見えないのは当日だけで、翌日にはガーゼが外されて、透明眼帯に替わります。透明眼帯は目をカバーしているだけのもので、目を開けた状態でいられるので見えるんです。

透明眼帯になったときに、近くも見えて、遠くも見えて、裸眼できれいにはっきり見えるのが自分の目なんだということが、何だか不思議な感じがしました。本当にびっくりするほど明るくて、色が鮮明に見えたんです。反対の目は、コンタクトレンズをして行ったのでそれなりに見えてはいるんですが、明らかに色が黄ばんでいるんですよ。ずっとこういう風に見えていたのかということを初めて知りました。私の白内障はそれほどひどいほうではなかったそうですが、それでもこんなに違うのかと驚きましたね。

1週間後には反対側の目も手術して見え方が左右で揃ってしまうので、この色合いの違いがわかるのは短い期間でしたが、非常に面白い経験でした。

両目の手術を終えてからは、「快適」の一言ですね。何の不満もないです。しばらくの間は、3種類の目薬を一日5回注すんですが、私はまめなほうなのできちんと注しましたし、別に苦ではありませんでした。目が乾く感じもまったくなかったです。

見え方は、時間の経過とともに少しずつ変わっていきました。一時期、少し近くが見えにくく感じるようになって、老眼鏡の一番弱いものを使ってみたことがあるんです。それもここ1ヵ月くらいでまた改善されていって、これなら必要ないという感じに落ち着きました。

いまは、遠くを見るときは左右で同じくらいよく見えます。

私の周りでは、同年配の人たちは皆、白内障手術を受けているんですが、保険ということもあってか、単焦点レンズの人がほとんどなんです。

つい最近、単焦点レンズの手術をされた方は65歳で、歳は私より少し上でしたけど、術後もメガネが3つ要ると言うんです。ルーペと、普通の老眼鏡と、これまでの近視のメガネ、3つ持っていないと駄目だと言うんです。私が多焦点レンズで何の問題もないという話をしたら、ものすごく悔しがっていましたね（笑）。

〈手術事例3〉70歳・男性

私は左目が失明しているので、右目が頼りの生活をしています。それが、老眼とともに白内障も出てきたらしくて、ここ数年困っていました。新聞やテレビを見ていて、文字が見えない、人の顔もよくわからないのはもちろんだけれども、一番困っていたのは、趣味のゴルフが楽しめなくなってきたことでした。せっかく出掛けていっても、自分の打った球が見えないんですから。

それで知り合いのツテで、荒井先生にたどり着いて、山口県からやって来ました。すでに先生の手術を受けている人からの紹介だったので、手術を受けることに対しては、抵抗はまったくなかったですね。見えるようになるなら、何とかしてほしいという思いのほうがはるかに強かったですから。ただ、ひとつ不安だったのは、左目はまったく見えないので、右目を手術してしまうと、視界が真っ暗になってしまうことでした。

手術そのものは、事前に荒井先生からいろいろ説明して頂いていましたし、何も心配していませんでした。時間は正味15分くらいと聞いていましたし、実際あっという間で、痛みもまったくなかったです。ただ、手術の終了と同時に眼帯をしたため、視界が真っ暗になってしまったので、朝までの時間は長く感じました。

入院の必要がないので、すぐそばのホテルに泊まったんですが、車椅子を借りられたのは、ありがたかったですね。いままでの人生で、何も見えない状態で移動した経験がないので、車椅子を押してもらっていると、前進しているのか、バックしているのか、エレベーターで上がっているのか、下がっているのかさえ、まったくわからないんですよ。いかに視覚に頼って暮らしているのかを痛感しました。

そんなこともあって、眼帯を取ったときの感動は、本当に人一倍でした。目の前がパーッと明るくなって、だんだん時間が経つうちに、はっきり見えるようになってきたんです。待合室でテレビを見ていても、字もはっきり見えるし、顔もはっきりわかる。いやぁ、見えるっていいものだと思いましたね。視力を測ってもらったら、1・2で、先生からも「とてもうまくいきましたよ」と伺いました。

まだ見える状態に慣れないので、歩くのはちょっとおぼつかないですけど、いまは早くゴルフに行きたい。いつからいいのか、外来で先生に伺おうと思ったんですけど、家内に1週間後の外来にしたらとたしなめられました（笑）。とにかく楽しみです。

術後間もない時期に、あれこれやると、乾いてゴロゴロしたりするので、あまり無理しないように言われました。あと、目薬を一日5回きちんと点眼して、忘れずに薬を飲むようにと。感染症の予防だそうです。今日もう一泊して、明日山口に帰ります。1週間後の外来が待ち遠しいですよ。

いい医者、悪い医者

レーザー装置などの先端機器さえあれば、眼科医なら誰でもいい手術ができるかというと、一概にそうとは言えない部分もあります。確かに、いい機械があれば、ある一定のレベルの手術は可能になります。仮に、私が一切手を出さずに「はい、そこ入力して。ここはこのデータを入れて」と機械操作の指示を出し、若いスタッフが老眼手術を行っても、おそらく同じ結果は出せるでしょう。老眼手術はそれくらい緻密にプログラミングされたやり方でできるようになっているからです。

しかし、手術というのは、手術そのもののクオリティーに加えて、術前・術後の管理も非常に重要です。術前・術後の管理まで含めてひとつの手術と言ってもよいと思います。

それに、老眼治療は、ただ患者さんの視力だけが良くなればいいかというと、決してそういうものではないのです。その方の元々の体質や既往症、どんなライフスタイルを送っているのか、何に一番困っていて、どうなりたいと望んでいるのか。そこがきちんと汲み取れていないと、手術全体の満足度は上がりません。

たとえば、レーシックをすると、術後しばらくは目の乾燥が強くなるので、元々ドライアイがひどい方や、花粉症のアレルギーを持っているような方は、術前・術後のケアが非常に重要になります。美味しい料理を作るには、きちんと包丁を研《と》ぐだけでなく、食材のちょっとした下ごしらえをしているかどうかで、できあがりの味も見た目の美しさも大きく変わってきますよね。目の手術もまったく同様で、術前に目薬で目の表面をきれいにして手術に臨めば、翌日の患者さんの目の見え方は格段に違ってきます。

とくに花粉症がある場合は、まずアレルギーを薬で抑えて目をきれいにし、完全にかゆみが取れてから手術に入らないと、せっかく万全な手術を行っても、夜寝ている間に無意識に目をこすり、手術で作った角膜のフラップがズレてしまう可能性もあります。こうした術前のケアが抜けていると、患者さんも「前より見えるようになったけど、何か目がゴロゴロする」と、見えるうれしさより不快感が先に立ってしまうことにもなりかねないのです。

また、術後は、感染症にも注意を払う必要がありますが、そこは決められた通りに内服薬と目薬をきちんと使って頂ければ、まず大きな心配はありません。

術後は、翌日、1週間後、1ヵ月後と、定期的に外来で目の状態を診て、見え方や合併症の問題がないかどうかを確認します。1週間から1ヵ月経つと、患者さんは自分が楽しみにしていることがいつごろから再開できるのか質問する方が出てきます。

「先生、ゴルフはいつから始めてもいいですか？」

「もうプールで泳いでも問題ないでしょうか？」

と、みなさん満面の笑みで、逸《はや》る気持ちを抑えられないという感じでお聞きになるのです。通常の運動は1週間後から再開して頂いてまったく問題ありません。ただし、格闘技やサッカー、ラグビー、水泳などは、手術から1ヵ月経ってからにしてください、とお話ししています。

あるとき、手術を終えて1週間後に、外来でこんなことを質問する患者さんがいました。

「先生、いつからシャワーで目を洗っても大丈夫ですか？」

初めて聞いたときは、私も側にいたスタッフも、

「えっ、毎日シャワーで洗っていたの!?」

と、驚きました。まさか、そんな目によくないことを日常的にしているとは想像もしていなかったのです。

手術の前は、患者さんにどんな既往症があるか、どんな薬を飲んでいるかを丁寧にヒアリングします。でも、さすがに「目をシャワーで洗っていますか？」とは聞かないですからね。完全に盲点でしたが、そのときは、たまたまその患者さんがそういった習慣を持つ方だ

ったのだろうと私たちは思っていました。

ところが、その後も、レーシック手術を受けた患者さんからも、眼内レンズ手術を受けた患者さんからも、ときどき同じように聞かれることが続いたのです。それで、シャワーで目を洗うことを習慣にしている人は一定数いるということに気が付きました。

手術をした人だけではなく、していない人も、普段から水道水で目を洗うことはできるだけ避けてください。水道の水はアメーバに感染する危険があるのです。それが原因で失明してしまう人もいるので、毎日シャワーで目を洗うことは絶対にお勧めできません。眼科医であれば、一度はそういう患者さんを診た経験があると思いますし、割と若い方の感染が多いので非常に気の毒なのです。

たとえば、普段からコンタクトレンズを使っていて、角膜（黒目）に小さな傷があることに気付かないまま、水道水で目を洗うと、その傷口から感染してしまう可能性があります。

「水道水はカルキで殺菌されているのに、そんなに危ないの？」

と不思議に思われるかもしれませんが、カルキ（塩素消毒）で効果があるのは細菌だけで、原虫（微生物）は死滅しないのです。つまり、蛇口をひねって出てくる水道水の中に菌類はいませんが、アメーバは存在しているのです。

水道水を飲用水として飲む分には、胃の中の強力な胃酸によって殺菌され、原虫もすべて死滅してしまうので、何の問題もありませんが、目に水道水を入れてしまうことはまずいのです。目には胃のような消毒作用がありませんから、一度アメーバに感染してしまうと、いまの医療では有効な手立てがなく、最悪の場合は失明に至ります。

ですから、緊急のとき以外は、なるべく水道水で目を洗うことは避けてください。これはお子さんからご高齢の方までどんな方にも当てはまることなので、ぜひ覚えておいて頂きたいのです。

たとえば、夏休みに海へ遊びに行って、目にゴミが入ったようなときは、もちろん水道水でザッと洗い流したほうがいいです。ただ、毎日お風呂のシャワーで目を洗うことを習慣化するのは非常にリスクが高い行為になります。

とくに術後は、小さいとはいえ目にメスが入って確実に傷があるわけですから、そこに水道水をかけるのは、私たち眼科医からすれば、「どうぞ感染させてください」と言っているようなものです。今日からでも再開したいと、うずうずされていましたが、念を押してやめて頂きました。

昔、学校のプールに目洗い器という左右の目に当てる小さなシャワーがあったのをご存じでしょうか。その当時は、水泳の授業が終わると、その目洗い器から水を出して目をパチパチと瞬きして塩素を流すように指導されていました。シャワーで目を洗う習慣がある人は、もしかすると子どものころのこうした体験がきっかけになっているのかもしれません。

でも、30年近く前に全国の小中学校に眼科校医が付くようになり、目洗い器は廃止するよう指導が入ったため、現在の小中学校のプールに目洗い器は置かれていません。

それでも、「どうしても毎日、目を洗いたい」という方には、防腐剤フリーの滅菌された点眼液で流すようにお話しししています。病院やクリニックで処方されたものでなくても、「マイティア」や「ソフトサンティア」などの市販品でも構いません。第3章では、ドラッグストアでの目薬の選び方などの解説もしていますので、ぜひ参考にしてください。

様々な患者さん

私の外来には、「老眼手術をしてほしい」と希望して来られる方が多いのですが、実際に目の状態を拝見すると、必ずしも全員の方に手術が必要であるというわけではありません。

ご本人は手術を受ける気満々で来院されていても、なかには、手術をしないほうがいい目もあるので、

「あなたの目はしないほうがいいですよ」
「いまは、まだその時期ではないですね」
とお断りすることもあります。

正確な統計を取っているわけではないのですが、私のクリニックでは最終的に手術に至らない人の割合は25%くらいでしょうか。4人来たら一人、もう少し多いかという印象です。

いまは手術をしないほうがいい目というのは、たとえば、老眼の症状が多少出ていても、裸眼で左右とも視力は1・5あって遠くは見える。角膜も水晶体もまったく異常がなく、老眼で手元が見えなくなってきているけれども、日常生活にそれほど不便さを感じていないというケースです。

この段階で手術をしてしまうと、いまのベストなバランスが崩れるので、必ず遠くを見る視力が落ちて、かえって不便さを感じるようになってしまいます。そういう方には、「もう少し老眼が進んで困ってきてから考えても遅くないですよ」と説明して、遠近両用コンタクトレンズを試してみてはどうかとお勧めします。

ですから、うちのクリニックへ老眼手術をしたいと来られた方には、
「普段、(近視や遠視の)メガネをかけていてどうですか、不自由がありますか?」

と、まず必ずお聞きします。

「いや、不自由はいまのところないです」という方には、手術はお勧めしていません。いまは不自由なく見えているけれど、その見え方が悪くなってきたなと感じるようになったら、手術を検討してもいいと思います。それまでは、半年か1年に1回、外来で目の状態をチェックしてフォローアップしていれば十分です。

「もし先々、老眼鏡を買わないといけないかなと感じるようになったら、それが手術の考えどきなので相談に来てください」と患者さんにはお伝えしています。

私たちは45歳を過ぎれば全員が老眼になりますが、老眼は加齢現象であって病気ではないので、老眼治療の手術が必要かどうかは、あくまでも患者さん自身が日常生活でどれくらい困っているか、仕事や生活の上でどれくらい支障が出ているか次第なのです。

その日常的な不便さは、もちろん、従来からある老眼鏡やコンタクトレンズでカバーできます。

ですから、メガネやコンタクトレンズで矯正できて生活には困っていない、もしくは裸眼である程度生活できているのでそれでいい、という人は、手術の適応にはなりません。あくまで主観的な問題なので、自分が「それでいい」と思えれば、それでいいのです。

とくに、軽度な近視の人（－２Ｄ～－３Ｄ）は、普段からメガネをかけて遠くを見るという生活をしていますよね。それが、老眼の症状が出はじめて目のピント調節機能が衰え、いま使っている近視のメガネだと手元が見えなくなってきた。それでも、メガネを外してしまえば、細かい文字までよく見える。そういう方は、生活する上で取り立てて困っていないので、手術を望まない人が多いですね。これまでのメガネで何とかなっていて、長年メガネをかける生活にも慣れていて煩わしさを感じないようであれば、そのままでいいと思います。

日本の眼科治療のレベル

近年、アメリカはＦＤＡ（アメリカ食品医薬品局）の財政難から、医療機器や眼内レンズの認可を取得するための費用を年々上げています。そのため、ヨーロッパの中堅クラスの企業は、アメリカを市場とする開発を行わなくなりました。ＦＤＡの認可費用が高すぎて、もはや中堅規模の医療メーカーが支払える額ではなくなっているのです。

ヨーロッパでは、ＣＥマーキングがＥＵ共通の認可基準になっていますが、基準適合マークといっても工業規格なので基準ラインがＦＤＡほど厳格ではなく、認可のための費用も抑えられます。ＣＥマーキングを取得してさえいれば、医療現場での使用が認められるので、検査や手術の先端機器に関しては、ここ数年はアメリカよりもヨーロッパのほうがずっと動きが早くなっています。

EU域内の関税障壁がなくなったことが、ヨーロッパの急速な進歩を後押ししているのを感じます。ドイツやイタリアの良質な医療機器がほかのヨーロッパ諸国にも届きやすくなったので、急速に普及が進んでいます。だからこそ、ヨーロッパのベンチャー企業は、アメリカのFDAをマーケットから除外し、一つの商圏になったEUと、日本・韓国・中国などのアジア、さらにシンガポールなどの東南アジアで勝負するという方針に切り替えたのです。

最近は私たちも、眼科の最先端の医療技術に触れ、新しい知見を得るにはヨーロッパの学会へ行くことが多くなりました。

メジャーな科学雑誌にヨーロッパの医師たちが次々と新しい検査機器やレンズを使った症例報告の論文を出していても、アメリカにはそれらが入って来ないので、アメリカの眼科医は実物を見たことも使ったこともないわけです。

また、アメリカ国内で行われている医療は、すべてFDAを通過することが前提になっているので、日本のように医師が個人レベルで輸入し、自分の裁量で診療に使うことも、法律上、認められていません。

その結果、「医療で最先端を行くのはアメリカ」というこれまでの常識が完全に崩壊し、いまやアメリカの眼科医よりも日本でクリニックを開業する私たちのほうが新しい医療機器や眼内レンズを使って診療にあたっているという逆転現象が起きています。アメリカの医師たちは「われわれは医療の後進国になった」と嘆いていますが、たしかにこの数年は「あの新しい機械の性能は実際どうなの？」と、アメリカの医師たちから私たちのほうが聞かれるようになっているのです。

このように、日本の眼科医療は、アメリカよりも先を走る分野が出てきました。また、こうした先端的な治療は、じつは大学病院よりも、個人レベルのクリニックで積極的に行われています。みなさんも、「世界をリードするのはアメリカ」「日本では、有名な大学病院が最先端の治療を行っている」と認識されていたのではないかと思いますが、眼科医療に限って言えば、それは完全に過去の話になっています。

新しい治療機器や技術を導入する際に、私たちのように個人で開業している眼科のクリニックは、大学病院のように教室の伝統を重んじたり、倫理委員会を通すのに時間がかかるというようなこともないため、はるかに小回りが利き、革新的なことに着手しやすいわけです。

2フロアで診療を行っている私のクリニックは、保険診療で行う治療は4階、自由診療で行う治療は8階という形で分け、それぞれのフロアに専属のスタッフがついています。目の前の困っている患者さんのために、できる限り新しい知識と技術を吸収しながら、日々診療にあたるというのが、20年以上続く私たちのルーティンです。

視力検査だけではわからない

数ある眼内レンズの良し悪しというのは、私は次の3点で見ています。

まず、材質の良さ。光学設計の良さ。そして、オーダーしてきちんとある程度の納期で入ってくること。乱視用のレンズはフルオーダーメイドで、その患者さんの目にしか使えないものです。

カメラでも、カールツァイスなど、一流メーカーのレンズを使うと、写真の写りがまったく違いますよね。眼内レンズも、それとまったく一緒です。レンズというのは、作り手の思想が入るものなので、いかに入ってきた光をきれいに収差なくフォーカスさせるかという技術は、やはり設計者やメーカーの技量にかかってきます。天体望遠鏡などで発揮されている日本製のレンズの技術が優れているのは、光学設計の素晴らしさに尽きると思います。

多焦点レンズは新しい技術ですが、眼内レンズ自体は古くからあるもので、もともと持っていた技術を結集したレンズに、多焦点性を持たせたため、メーカー各社の基本理念や光学設計が生きています。

どんな素材を使っているかも重要です。軟らかいレンズというのは屈折率が高いので、薄くできるのです。薄くクルクル丸めて、より小さな穴から目の中に入れてストローのように押し出すと、目の中でパンと開くように設計できます。いまでこそインジェクターに丸めたり折りたたんだりして入れることができ、傷もつかずにちゃんとレンズが広がるように作れるようになっていますが、レンズの硬さの問題で、それが難しかった時代もありました。レンズを丸めたら亀裂が入ってしまったり、インジェクターの筒を押してもレンズが出てこなかったりしたこともありました。この技術はレンズメーカーの努力の賜《たまもの》なのです。

眼内レンズの直径は6㎜あり、昔は、私たち医師がピンセットで押さえて半分に折ったものを直接入れていました。半分に折って3㎜ですが、さらにレンズの厚みがありますから、3・5㎜は切開しないと、目に入らなかったわけです。

しばらくはレンズを半分折りで使うのが主流でしたが、あるとき、丸めて筒の中へ入れればいいじゃないかという発想で、いまの原型になるものが作られたことで、切開創が3㎜を下回る時代になりました。

レンズとしては硬いほうが見やすいのですが、硬いとそれほど丸まらないため、その場合切開口は少し大きくなります。

ですから、ウチのレンズは丸まってこんなに小さな穴から入れられるという点を売りにするメーカーもあれば、一時の傷が少し広くても目の中に入れてしまえばウチのほうがきれいに見えるという点を売りにしているメーカーもある。そこに企業のポリシーの違いが見えるわけです。

ひと言で「このレンズがいい」とは言えなくて、どれもそれぞれに魅力があるのですが、そういう違いをおしなべて見て、最終的にこれと決めて使っています。実際にそれを患者さんに使わせて頂いて、術後の反応を見て、素晴らしいと思うものを私たちは継続して使っているわけです。それが臨床の積み重ねとして貴重なデータになっています。

いま私が好んで使っている二つのレンズは、その上で「これはすごい」と感じて継続して使用しているものです。

一番の決め手は、術後の「キレの良さ」ですね。光学設計からフィードバックされて治療後の結果につながってくるのですが、視力の出方、見え方のキレ味がいいのです。

最先端多焦点眼内レンズ

LENTIS® Mplus

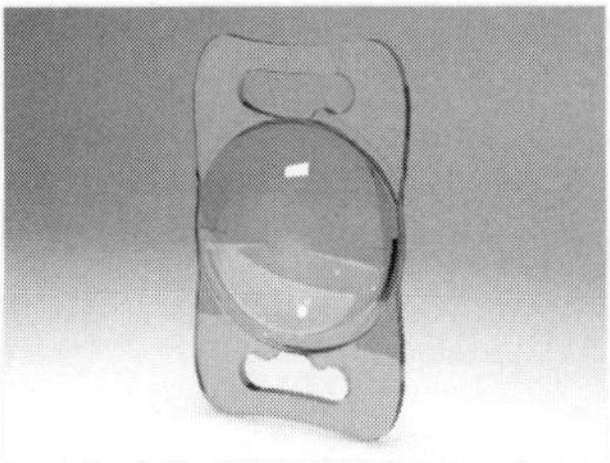

ドイツ製
乱視用レンズあり
夜間の光がにじみにくい

Fine Vision HP

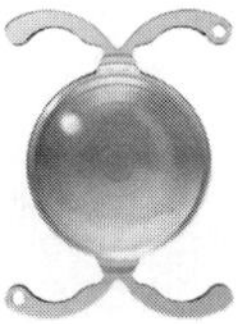

ベルギー製
乱視用レンズあり
三重焦点

それは、手術の翌日、外来で視力検査を行ったときによくわかります。

ある患者さんの術後の視力が1・0になったという検査結果をスタッフが私のところへ持ってきました。私は自分で患者さんの視力検査を行って、見え具合を実際に確認しているわけではないので、「1・0」というカルテ上の数字だけでは、その患者さんがどんな風に見えているのかまではわからないのです。

もしかしたら、「うーん……右？　うーん……左？」と、Cマークの向きを考え考え答えたものがかろうじて合っていて、1・0だったのかもしれない。あるいは、瞬時に「右、左」とスパッと答えていたのかもしれない。前者と後者では、明らかに見え方が違います。

「キレがいい」というのは眼科医独特の表現ですが、私は必ず検査をしたスタッフから患者さんがどういう答え方をしていたのか確認するようにしています。

検査の担当者に患者さんの様子を聞いて、「スラスラ答えていました」というときと、「なんとか、ですかね」というときでは、明らかに患者さんに見えている世界は違うのです。

視力1・5とデータ上にはあっても、視力検査の項目がそこまでしかないだけで、ひょっとしたら2・0まで見えているかもしれない。それはカルテだけではわかりません。

ですから、視力検査の結果、「キレがいい」ときは、間違いなく患者さんは手術の結果に満足されています。それはレーシックでも一緒です。だから見え方の良さというのは、一概に検査の数値だけではわからないものなのです。

「収差」を補正する技術

では、よりきれいに見えるレンズは、具体的には何が違うのでしょうか。治療の上で、何に着目し、どのような技術を用いればいいのか、屈折矯正の専門家が研究を重ねた結果、近年、それが「収差《しゅうさ》」の補正技術であることがわかってきました。専門的には「補償光学《ほしょうこうがく》」といいます。

収差とは、レンズを通る光がピンポイントで一点に集まらず、歪みができたり、ぼやけたりして不完全な形を作り出すことを言います。

人間の目の角膜というのは、一般的に図解すると丸く描かれますが、厳密に言えば、真ん中は凸状で、端は平坦に近いカーブなのです。レンズの真ん中から入った光は真っ直ぐ進む一方、端から入った光はレンズのカーブが緩いためあまり屈折しないので、一点で焦点が結ばれないわけです。このズレ分が、ボケ量（ぼやけ）になります。

収差の現象は1種類ではなく、レンズの中心部と周辺部で揺らぎが違って焦点が1ヵ所に集まらない「球面収差」、レンズの場所によって光の透過スピードが異なり、光が波状の揺らぎとなって、ひとつは先に到達し、もうひとつは遅れて到達する「コマ収差」、光の色ごとに波長が異なることで滲みが生じる「色収差」などがあります。

たとえば、レンズに平面波の光を入れたときに、目の奥で反射された光が平面波で戻ってくれば、その人の目には収差はないということになります。しかし、実際は、角膜の形状は正円の球体ではなく、レンズの役割をしている水晶体は加齢とともに形状が厚く硬くなっていきます。さらに、水晶体の中身の硝子体はゼリー状で、これも加齢とともに硬さが変化していきますから、目の中に入った光は、当然揺らいで波打つわけです。

球面収差についてもう少し詳しくお話ししますと、角膜のカーブが完全な球状でないということは、人工的な球面のレンズとは違って、光が角膜のどこから入ったかによって、屈折率が違ってきます。私たちの目は、何かモノを見るたびに、角膜と水晶体がそのズレを補正し、球面収差を打ち消す働きをしているわけです。

ところが、レーシック手術や、眼内レンズを入れる手術を行うと、そのバランスが崩れてしまうことになります。光の収束のズレを新たに別の形で補正する必要が出てくるわけです。

近年ではこの収差の補正技術が格段に進歩し、従来の収差測定の5倍に当たる最大1257ヵ所の測定ポイントを瞳孔内に設置し、患者さんひとりひとりの目の収差や角膜の形状、虹彩の模様などを精密に測定し、解析するオーダーメイド治療が可能になっています。このオーダーメイドのレーシック手術を「アイレーシック」と言います。従来のレーシックと比較しても、術後の視界は驚くほどクリアで、鮮明にはっきりと見えます。このアイレーシックに限り、パイロットや宇宙飛行士など「目が命」の職種に就いている人も、レーシック手術を受けることが認められているほどです。

その見え方の違いは、テレビ画面の変化をイメージして頂くと、わかりやすいかもしれないですね。テレビ画面はブラウン管から液晶になって久しいですが、それに留まらず、一世代前のフルハイビジョンテレビが４Ｋにという風に、さらにより鮮明で奥行きのあるきれいな画像に進化しています。そういった光学技術が目の視力矯正の分野にも活用され、年々進歩し、良くなっていると思ってください。

一方、眼内レンズの場合は、角膜で発生する収差を眼内レンズで補正する「非球面レンズ」が開発されています。

眼内レンズに補正分の逆収差を入れ込んで、ズレをできるだけ0に近づけるように作られているのです。ただ、完全に0にするのがいいのかという議論もあるので、どれくらいの逆収差で補正するかについてはメーカーごとに見解が異なり、商品（眼内レンズ）によって違いがあります。

角膜の球面収差は、＋0・2～＋0・25くらいあり、それをそのまま眼内レンズに打ち消すように入れているメーカーもあれば、うちは0・2しか入れない、うちは0・15しか入れないと決めて設計しているメーカーもある。なかには、もともと10年くらい白内障の障害を受けている患者さんの目に入れるわけだから、生理的にこの程度の収差を残しておくほうがいいだろうと判断して開発しているレンズもあります。

こうした違いが、それぞれのレンズの特徴にもなっているので、収差や材質から判断して、目の前の患者さんにはどのレンズが最も適しているかを判断するのが、われわれ眼科医の腕の見せ所になります。

この収差の補正技術は、もともとは軍事技術で使われてきたものです。最近の軍事技術では、敵国の道路を走行している車のナンバープレートまで映し出すことができます。なぜそんな細部まできれいに映せるのかというと、大気による光の収差をコンピュータで計測し、補正処理をしているからなのです。

ほかにも、私たちの身近なところで収差の補正技術が使われています。最近、星を眺めることを趣味にしている人が増えていると聞きますが、天体望遠鏡もそのひとつです。

いまでこそ、土星には環があるということは周知の事実となっていますが、ガリレオ・ガリレイによってはじめて土星が観測された17世紀初頭はそうではありませんでした。当時の望遠鏡の性能では、土星に環があることはわからず、ガリレオは望遠画像からそれを知ることはできませんでした。それが現在では、観測ロケットを飛ばさなくても、土星の環を地上から容易に観測できるようになり、環を構成する氷の粒子まできれいに映し出せる時代になっています。これも、コンピュータ解析で大気による光の収差をカットできているからなのです。

いつ治療すべきか

手術を予定している患者さんから、

「一度、手術で入れた多焦点眼内レンズを入れ替えることは可能ですか?」

という質問を受けることがあります。自分が手術を受けた後、しばらく経ってもっと性能のいいレンズが出てきたら、それと入れ替えることは容易にできるのか知っておきたいということのようです。そのお気持ちはよくわかります。

もちろん、物理的には可能です。ただし、一度入れたレンズをかなり時間が経ってから取り出すというのはハイリスクなので、私はお薦めしません。

実は私は19年前にアメリカでレーシック手術を受けています。その当時はいまのような高度な治療技術はありませんでしたが、現在も視力は左右とも1・5。近くも遠くもよく見えて、とても快適な19年間を過ごすことができました。その当時にあった最善の技術による手術を受けて、何の問題もなく19年が経ちました。問題がないどころか、毎日メガネをかける煩わしさから解放されて、快適そのもので暮らし、日々の診療にあたってこられたのです。

もし、あのときに、あと何年かしたらもっといい治療法が出てくるはずだから、もう少し待とうと考えて、レーシック手術を受けることを躊躇《ちゅうちょ》していたら、おそらくその繰り返しでズルズルと受けられないまま過ごしていたかもしれません。

まさに、パソコンを買うときと同じだと考えています。できるだけ性能の高いものを買いたいと誰もが思うものですが、あと半年したらもっといい新商品が出てくるはず、あと半年したら……と、「もっと、もっと」を求めて待っていると、いつまで経っても買えないまま時間だけが過ぎていってしまいます。

自分自身の経験からも、患者さんの術後の生活の変化を拝見していても、老眼治療はその時代にある一番いい治療法で受けるのがベストだと私は思っています。

眼内レンズは、非常にデリケートな目の中に入れるものですから、手術で一度挿入してしまうと、当然ながら時間が経つにつれて細胞と癒着していく部分もあって、それを剝がしてもう一度、別のレンズを入れ直すというのは、どうしてもリスクが伴います。目の周りの組織はとても軟らかくて繊細なので、一度メスを入れてしまうと、同じ場所に入らない可能性もあるのです。

ですから、眼内レンズの入れ替えは、よほど特別なことがない限り、私は行いません。

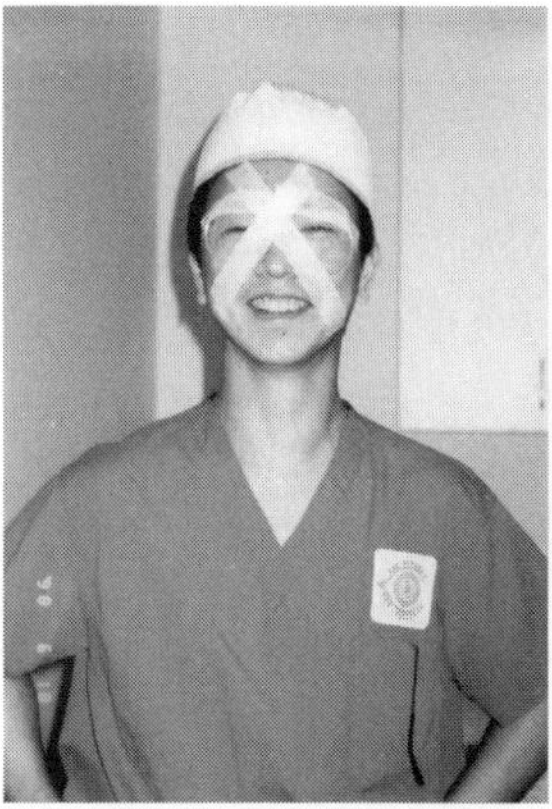

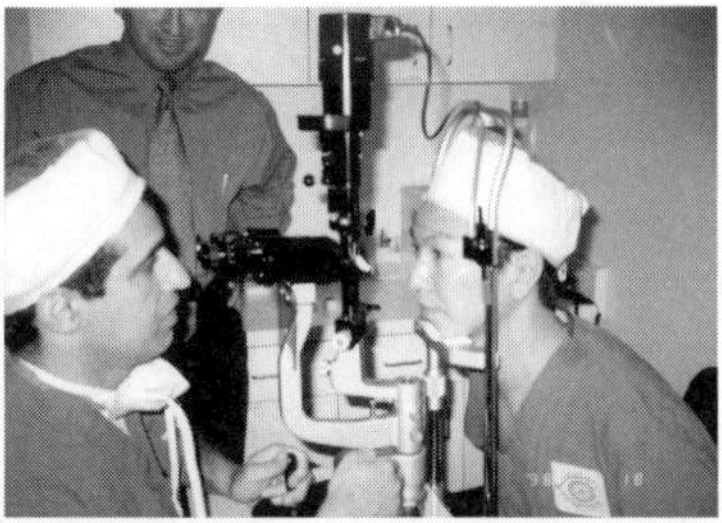

1998年、筆者はサンタモニカのケリーアシル医師のもとでレーシック手術を受けた。それまでは視力0・1、強度の乱視がありずっとメガネをかけていたが、レーシック手術を受けてからは両眼とも1・5の視力を維持している

ただし、手術で入れた直後であれば、取り出すことは可能です。術後、3ヵ月を過ぎるころから癒着が始まるので、その前であれば技術的にもそれほど心配なく取り出すことはできます。

もし、手術で眼内レンズを入れたけれども、「この見え方では夜まぶしくてつらい」など、不具合を感じるようであれば、目が慣れてくるまで少し時間を置いて様子を見て、その上で「やっぱりムリ」と思ったときは、できるだけ早めに主治医に相談してください。時間的なリミットは、個人差もありますが3ヵ月以内がひとつの目安です。

滲みの少ないレンズ

いま世界的に注目されている新しい眼内レンズは、老眼治療だけでなく、白内障治療も革命的に変える可能性を秘めています。

それは、単焦点レンズと同等の見やすさを持っていて、遠方だけでなく手元もある程度までは見えるような構造になっているものです。専門的にはＥＤＯＦ（extended depth of focus）レンズといいます。

何がすごいのかというと、見やすさが劇的に変わる点です。

見やすさだけで言えば、患者さんが一番見やすいと感じるのは保険で入れることができる単焦点レンズです。しかし、それだと近くか遠くのどちらかしか見えないため、焦点が遠近の両方に合わせられる多焦点レンズを希望する人が多いのが現状です。

そのときに、どのくらいまで手元が見えればいいか、ということがポイントになります。

昔の遠近両用のメガネは、レンズの下3分の1くらいに小さな別のレンズが張り付いていました。記憶にある方は、あれを思い浮かべてみてください。イメージとしては、あのレンズを、弱いものにするか、強いものにするかという違いです。

強いものを貼り付ければ、手元の細かいものもかなり見えるようになります。ただし、凸レンズなので、強い分だけレンズが厚くなります。逆に手元のパワーを弱くすれば、だんだん光が滲まなくなって単焦点に近づいていきます。

多焦点の眼内レンズは、それと同じことを眼の中でやっていることになるので、手元のパワーが強ければ強いほど、滲みやすくなります。一回入ってきた光を分解して二つに割っているので、点状の光源は分解した分だけ滲んで見えるのです。ただし、そこは個人差があって、滲みが出ると言っても、全員が感じるわけではありません。半分以上の人たちは問題ないのですが、10%くらいの人は「強く滲みを感じる」という統計が出ています。

ＥＤＯＦという新しいレンズは、滲みは少ないか、ほとんど出ない。近くも遠くも見やすく、滲まないレンズというのが大きな特徴になります。手元のパワーが強いレンズほど近くは見えなくても、パソコン操作ができるくらいの距離なら十分見えて、多焦点としての効果もしっかり発揮されるというものです。

運転で対向車の光がまぶしいということが一切なく自然に見えて、パソコンはもちろん、携帯くらいならそのまま裸眼で見えるという生活が可能になるわけですから、これは使いたい人が増えると思いますね。

将来的にはこのＥＤＯＦレンズが保険診療で使える日が来るかもしれません。もしそうなれば、患者さんの選択肢は大きく広がり、より多くの方が現代の眼科医療技術を享受できることになります。一日も早くそうした日が来ることを願っています。

究極の老眼治療

これまでお話ししてきたように、老眼治療の研究は、メーカー各社や医療機関でさまざまな形で行われています。水晶体に小さな穴を空けて内部の硬く劣化したゼリー状の細胞を人工のジェルと入れ替え、その穴をどう塞ぐのがよいのか、ジェルの軟らかさや材質も何が一番適しているのかなど、いろいろ試行錯誤が行われていますが、まだ実用的な段階には至っていません。

そんななかで、いま世界中から注目されている新技術は、「調節可能眼内レンズ」というものです。将来的にこれが可能になったら、おそらく老眼治療の決定打になるのではないかと思います。

現在、手術に用いられている眼内レンズは、凸レンズ状の眼内レンズに光が入ると、それを遠くと近くの二つ、または中間も入れて三つに光学的に分けています。

これに「調節可能」と付くとどう変わるのかというと、水晶体の本来の動き――厚くなったり薄くなったりする若いころのレンズの動きをそのまま再現したようなピント調節が行えるようになるんです。使用するのは単焦点レンズですから、滲みが起きることもない究極のレンズですね。

目の水晶体を支える筋肉は、レンズの回りでゴムバンドのような機能をしています。縮んだり、弛緩したりが自在にできるものです。遠くを見るときは筋肉が弛緩《しかん》して、近くを見たいときは筋肉が縮みます。

80代以上の方でも普通に歩けるように、人の筋肉というのは意外と弱らないものです。ですから、目の場合も筋肉に問題があるというよりは、もともと軟らかくて弾力のあったレンズが、年をとることで硬くなってきて、筋肉が引っ張られたり縮んだりしてもレンズ自体が厚みを変えられなくなってしまうことが問題なのです。

調節可能眼内レンズは、その問題点を解消し、眼内レンズが筋肉の動きに連動して目の中の圧力に合わせて前に動いたり、後ろに動いたり、自在にできるような機能を備えたレンズということになります。

すでに一部では臨床応用もされているのですが、まだ研究段階です。

一時期、私も臨床認可されたものを使っていたことがあるのですが、途中で動かなくなってくるのが難点でした。動くものと動かないものがあるなどばらつきもあり、時間が経つにつれてレンズの周りの組織も固着してくるので、だんだん動かなくなってしまうことが多くなります。たとえ動かなくても、単焦点レンズとしては機能するので支障はないのですが、「調節可能」とは言えない、ただの単焦点レンズになってしまっていました。

研究段階のもののなかには、電池式になっていて電気でレンズを動かすようなタイプの調節可能眼内レンズもあります。安定性はまだ万全ではないのですが、充電方法もワイヤレスでできたり、チップが埋め込まれていたりといろいろです。

これから将来的にさまざまなタイプの調節可能眼内レンズが出てくると思いますが、こうしたレンズが完成すれば、老眼克服の最終目標地点になるのではないかと私は感じています。

それも、そう遠い未来ではなく、おそらくあと10年以内には実用化されてくる可能性が高いのではないかと期待を持っています。

第3章　目をどうやって長生きさせるか

メガネの買い方

みなさんは、「最近、どうも見えにくい」と感じたら、まず何をしますか。

大抵の方は、メガネの販売店へ行って、メガネのレンズやコンタクトレンズの度数を変えてもらうのだろうと思います。本当に度数が合わなくて見えにくかったのであれば、それで問題なく、「あ、はっきり見えるようになった!」で、めでたしです。

でも、50代を過ぎると、眼のレンズの役割をしている水晶体が濁っているせいで見えなくなっている方も多いので、いくらメガネのレンズやコンタクトの度数を調整しても、「少しマシになった気はするけれど、やっぱり以前のようにスキッと見えない……」と不満が残るのですね。

その場合、目の専門家の立場からすると、迷わず眼科へ相談に来てほしいのです。

ところが実際は、その新しく作ったメガネやコンタクトを使って騙し騙ししばらくやり過ごし、1年くらいしてガマンできなくなってきたら、またメガネの販売店へ相談に行くという方がほとんどです。

すると、メガネ屋さんも商売ですから、

「お客さまにはこういったもののほうがいいかもしれないですね」と、また別のメガネを勧められます。その場では、自分でも何となくそれがいい気がして、またまた新しいメガネを作ってしまうことになるわけです。

私のクリニックには、こうしたことを何度も繰り返し、5つも6つも新しいメガネを作った挙げ句、肝心の見え方はさっぱりよくならないと、現状に困り果てて受診される方も多くいます。

お話を伺うと、そもそも、新しくメガネを作るときは、眼科で度数合わせをして調整するのが基本だということをみなさんご存じないようです。

眼科なら、もし度数のズレが原因ではなく、目に原因があって見えにくくなっているのであれば、すぐに「いや、あなたはメガネの問題じゃないですよ」と言われて、必要な治療なり、アドバイスを受けて、根本的な解決を図ることができます。余計なメガネも買わずに済んでいいことずくめだと思うのですが、やっぱり「病院へ行く」というのは、ひとつハードルが上がるのですね。「病院へ行こう」という決心が要るので、結局、みなさん、最初のメガネ屋さんに足が向いてしまうことが多いのです。

その結果、目は思うように見えないのに、メガネのコレクションばかりが増えていくという負のスパイラルに陥る人が出てきます。

なかには、メガネそのものではなく、使い方のほうに問題があって、かえって見えにくい状態を作ってしまっているような方もいます。

たとえば、クルマを運転するときは遠くが見えるメガネを持っているけれど、老眼が始まって、書類やスマホなど手元の文字はよく見えないから、じっと目を凝らしてどうにか見ようとし始めます。そんな生活を続けていると、老眼は徐々に度数が進んでいきますから、以前は30㎝くらい目から離せばどうにか見えていたのが、最近は50㎝から80㎝近く離さないとピントが合わない、昼間や光がたくさん入る場所なら問題なくても、照明を絞ったレストランやバーだと、メニューも料理もよく見えない、ということが起こるようになります。

そういう方は、近くを見るための、やや度数を抑えた近視用のメガネを別に持って、それにかけ替えれば、問題なくピタリと見えます。しかし、

「メガネをいくつも持ちたくない」

「メガネをかけ替えるのって面倒だし」

と、メガネをうまく使わずに過ごしていると、気が付かないうちに目に負担がかかり、重度の眼精疲労を起こしている場合も少なくないのです。

最近では、二つのメガネをかけ替えるのが面倒だという方に、ぴったりのレンズも登場しているので、一度試してみるのもひとつだと思います。「中近両用」というレンズで、手元とテレビを見るくらいの中間距離のピントが合うので、使いやすいはずです。

遠近両用のレンズは、どうしても視界の端が歪むので、「持っているけど、見えづらくて使わない」という方もいらっしゃるのですが、そういう方にもお薦めのレンズだと思います。

中近両用は、歪みも少なく、たとえば、8畳程度の部屋で過ごしているときに、手元の文字から壁にかかったデジタル時計の数字くらいまではよく見えるようになります。

じつは最近、クリニックで患者さんのお話を伺っていると、

「百円均一の店で買った老眼鏡が、一番見やすいんです」

という方がときどきいらっしゃいます。

理論的には、左右の目がまったく同じ度数の人はいないので、自分の目に合わせて作ったメガネが一番見やすいはずなのです。

ところが、それよりも百円ショップの老眼鏡が見やすく感じるというのは、どういうことかと思い、よくよくお話を聞いてみると、持っているメガネが遠近両用タイプである場合が

ほとんどなのです。

メガネ屋さんに行くと、単焦点のレンズよりも高価な遠近両用のレンズを勧められることが多いのですが、先ほどお話ししたように、視界の端の歪みが出るので、それが気になって結局あまりかけなくなってしまう人も少なくありません。

その点、百円ショップのメガネは、純粋な単焦点の老眼鏡なので、たしかに「歪まなくて見やすい」というのは一理あります。

ただし、老眼だけでなく、乱視が入っている方も割と多いので、初めて老眼鏡を作るときは、自分の目に合わせたレンズで作ることをお勧めします。

また、特別見え方に問題はなく、「老眼鏡がイヤで作っていない」という方も、まず適切なメガネだとどう見えるのかを一度試してみてください。

「裸眼で見えるようになりたい」と思っている方なら、手術という方法もありますが、単純にメガネをかけるのが面倒で、目をしかめて近くのものを見るのが習慣になってしまっている方は、とりあえず老眼鏡を一つ作ってみて、見え方の違いを実感してみてはいかがでしょうか。

使ってみたら、「単なる食わず嫌いだったみたいで、意外と快適」と感じられるかもしれません。それでも、「かけるのが面倒」「煩わしい」とか、「やっぱりよく見えない」と感じたら、手術を検討してみてもいいのではないかと思います。

ビタミンで水晶体を守る

第1章では、水晶体のレンズは生卵のようなものだというお話をしました。

生卵は一度目玉焼きになってしまったら、透明な白身には戻せないですね。それと同じで、現在の医療では、老化現象で一度硬くなって調節機能が落ちてしまった水晶体を、透き通った弾力性のある状態に戻すことはできません。日常生活に支障が出るほど劣化してしまった水晶体は、眼内レンズという人工水晶体に交換するしかないのが現状です。

ですから、日常的にできる最善の対処法は、「これ以上悪くしないための予防策」を講じる、ということになります。

外来でも、よく患者さんから「何かいい予防法はありませんか？」と聞かれるのですが、必ずお話しするのは、紫外線をあまり浴びないようにすることです。

女性の患者さんですと、普段から日焼け止めをしっかり塗っている方が多いですけれども、いくら顔に入念に塗り込んでも、目の中はムリですよね。眼球というのは、非常に無防備な状態なので、UVカットのサングラスやメガネ、コンタクトレンズでしっかり瞳を保護してあげる必要があります。

そしてもうひとつ、紫外線対策に毎日摂《と》ったほうがいい栄養素としては、ビタミンCをお勧めしています。

じつは、水晶体というのは、ビタミンC活性がとても高い臓器なのです。ビタミンCをエネルギーにしてレンズの透明性を保っているのです。「水晶体はビタミンCの塊」と言ってもいいくらいなので、当然、不足するよりもしっかり摂ったほうがいいわけです。

ただし、ビタミンCをいくら大量に摂取しても、先ほどお話しした通り、すでに一度変性してしまった水晶体を元に戻す力はないので、あくまでもこれ以上進行させないための予防策のひとつになります。

なるべく水晶体を軟らかいまま透明性も保ちたいと思ったら、この2点に注意してください。とくに35歳を過ぎたら、紫外線は意識して控えていくほうがよいと思います。

「35歳なんて、もう手遅れじゃないの！」と、おっしゃる方も、あきらめる必要はありません。

水晶体をいまの状態よりも弾力性のある状態に戻すことはできませんが、目の見え方に一番影響するのは、レンズが「白く濁る」ことなのです。これは努力次第で先延ばしにできる可能性があります。ですから、何もやらずにいるよりは、間違いなく今日から目のケアを習慣にするほうがいいと思います。

それが10年後のあなたの目を守ることにつながると考えて、ぜひできることから始めていきましょう。

目を長生きさせる食べ物

家で手軽にできる目のメンテナンスとしては、やはり毎日の食事が大切です。目に必要な栄養素や色素というのは、体内合成ができないものが多いので、外から補ってあげるしかないのです。ですから、自分のライフスタイルや嗜好《しこう》から、どんな栄養素が足りていないのかを考えて、食事やサプリメントで上手に補っていく習慣をつけることが、最大のポイントだと私は思っています。

とくに年齢とともに食はだんだん細くなりますから、食事だけでは十分な栄養を摂りづらくなってきます。また、目のために必要な一日の摂取量をすべて食事から摂ろうとすると、なかには大量に食べなければならないものも少なくありません。毎日効率よく摂るには、サプリメントや健康食品を活用するのもひとつでしょう。

また、いまの野菜には、昔の野菜ほど栄養がないという話も聞きますし、食事とサプリメントの両面からうまく必要なものを摂る時代になってきているのかもしれません。

サプリメントに関しては賛否両論ありますが、私は目のために必要な栄養素が足りない状態で過ごすよりは、サプリメントからきっちり摂るほうがいいと思っています。

ただし、ただ摂ればいいわけではなく、きちんと選ぶ目を持って、製造元や何から抽出しているかについては吟味するべきです。

私自身は、普段、食事は一日一食で、タンパク質は肉から摂ることが多いのです。絶対的に補酵素が足りないので、サプリメントは15年ほど前から、一日20種類くらい飲んでいます。それも自己流で飲むのではなく、はじめは栄養士の方に、自分の食生活から、身体に必要な栄養素や色素を補えるようなプログラムを組んでもらいました。

そこから自分でも勉強を始めて、サプリメントの足し引きを繰り返し、いまの形に落ち着いています。やっぱり継続は大事だと思いますね。そのおかげで身体の栄養やミネラルのバランスが整って、持病だった花粉症も治ってしまったくらいです。

たとえば、目の中心部にある「ルテイン」という色素は、野菜を食べないと、極端に摂取量が落ちてしまいます。そういう知識を持って栄養素を補ったり、抗酸化作用の強いビタミンCやE、セサミン、ポリフェノール類などを積極的に摂取したりして、自分の目を守る工夫をしたほうがいいと思います。

では、目と密接な関わりがあり、毎日摂りたい抗酸化物質とはどんなものなのか、代表的なものを三つ紹介しましょう。

①アントシアニン

目にいい食品というと、みなさんが真っ先に思い浮かべるのは、**ブルーベリー**ではないでしょうか。ブルーベリーには、視細胞の働きをよくする「アントシアニン」という色素が豊富に含まれています。ポリフェノールの一種で、抗酸化力が高いのが特徴です。

普段、私たちがモノを見るときは、網膜の中にあるロドプシンという色素が不可欠です。起きている間は、何の意識もせずに絶えず何かを見ているわけですが、そのとき、目の中でロドプシンが分解されては再合成されるということが繰り返し行われることで、快適に見えています。

それが、長時間のパソコン入力や、細かい書類を読み続けるなど、目を酷使するような作業を続けていると、ロドプシンの再合成が追いつかなくなり、目が見えにくくなってきます。目に痛みを感じる、かすんでよく見えない、暗い場所で見えにくいなどの症状は、ロドプシンが不足しているというＳＯＳでもあるのです。

このロドプシンの再合成を活性化させる作用を持っているのが、ブルーベリーに含まれるアントシアニンです。その効果は、主に、眼精疲労や視力の改善、光の感受性や暗い場所での識別の改善と言われています。

しかも、アントシアニンは非常に即効性があるのが特徴で、摂取して2〜4時間後には効果が出はじめます。目の疲れを早く取りたいときは、アントシアニンを多く含むものを積極的に摂るといいですね。

また、ブルーベリーには、粘膜を健やかに保つ作用があるビタミンＡも豊富なので、旬の夏期はぜひフレッシュな果実を味わいましょう。

ただし、アントシアニンの効果の持続時間は24時間で、蓄えることができないため、毎日こまめに摂る必要があります。年間を通して欠かさず摂るには、ブルーベリーエキスを抽出したサプリメントや、アントシアニンを配合した健康食品をうまく活用するといいでしょう。一日の摂取量の目安は、60㎎です。

そのほか、アントシアニンは、**ぶどうやナス、あずき、赤じそ、紫芋**などの食品にも含まれています。

②ルテイン、ゼアキサンチン

あらゆる病気の9割は、身体をサビさせる活性酸素が原因で、全身に悪い作用を及ぼすと言われています。近年の研究では、こうした酸化を含むさまざまなストレスが、目の病気にも悪影響を与えているということがわかってきました。

目の網膜は、毛細血管の塊ですから、血中に酸化物質が増えると、ダイレクトにダメージを受けやすい場所なのです。

近年、失明のリスクが高い「加齢黄斑変性《かれいおうはんへんせい》」の患者数は、世界的に増えていて、アメリカではすでに50歳以上の失明原因の第1位になっている疾患です。日本でも患者数が急激に増えていて、現在は失明原因の第5位ですが、近い将来、第4位に上がると見られています。

こうした背景にあるのが、人々の生活スタイルの変化です。30〜40年前に比べると、私たちの生活は、紫外線やブルーライトを浴びる機会が圧倒的に増えています。

さらに、ブルーライトは、睡眠にも悪影響を及ぼすと言われています。

パソコンやスマホ、タブレットやテレビから出る青い光を見続けていると、脳は「まだ昼間だ」というサインを受け続けることになり、それで体内時計のリズムが崩れてくるのです。夜遅い時間まで仕事でパソコンを使っていたり、スマホを寝る直前まで手放さずにいる人は、その間、瞳はずっとブルーライトを浴び続けているので、ますます目が冴え、体内時計が狂ってしまい、睡眠障害が助長されていくわけです。

こうして日常的にブルーライトに長時間さらされ、休日になれば、夏は海水浴や登山にキャンプ、冬はスノボにスキー、日本とは逆シーズンの海外へバカンスに出掛けるなど、積極的にアウトドアを楽しむ人が増え、紫外線にさらされる時間が長くなりました。

毎日の食事も、一汁三菜の和食より肉食が中心になり、身体がサビやすい（酸化されやすい）生活になっているのです。

つまり、目の黄斑部は、様々な形で酸化ストレスを受けやすくなっているのです。

じつは、目の水晶体というのは、非常に偉い臓器なのです。外から引っ切りなしに入ってくる紫外線やブルーライトを身体を張って自ら（レンズ自体）が変性して受け止め、なるべく目の奥の大事な黄斑部まで到達しないように強力にブロックしています。

水晶体の抗酸化機能によって網膜が酸化されるのを防いでいるわけです。

抗酸化物質というと、身体がサビるのを防ぐ役割をしている物質と思っている方が多いかもしれませんが、実際は、身体の中で細胞の酸化を招く活性酸素と反応して細胞が酸化される前に、自らが酸化されることで細胞にダメージが及ばないように防御する役割をしています。

紫外線による光障害から黄斑部を守ろうとする結果、水晶体はダメージを受けて、だんだん白く硬くなってきてしまうのですが、そうやって自らが白く硬く変性することで、目の網膜の中心にある黄斑部に紫外線が届かないようガードしています。

それでも完全には防ぐことはできなくて、黄斑部まで届いてしまう光も多くあります。紫外線やブルーライトは、波長が短くエネルギーが強いので、目の表面で分解されずに、目の奥まで到達しやすいのです。

しかし、私たちの目というのは、よくできていて、網膜の黄斑部の中央に存在するルテインが、黄斑部の周囲に多く存在するゼアキサンチンとともに、酸化ストレスから視細胞を守る役割を果たしています。

ルテインというのは、黄色い脂溶性《しようせい》の天然色素で、カロテノイドという抗酸化物質の一種です。紫外線やブルーライトなどの青色光を吸収する働きがあり、光から目を守るだけでなく、活性酸素を除去して老化を防ぐ作用を持っています。**ケール**や**ブロッコリー**、**ニンジン**、**カボチャ**、**ほうれん草**などの緑黄色野菜や卵黄などにも含まれているものです。

昔から、健康のためには「毎日、緑黄色野菜を摂ることが大事」と言われていますが、とても理にかなっていると思いますね。確かに意識して毎日の食事に取り入れていかないと、緑黄色野菜に含まれるカロテノイドは体内に蓄積されていきません。

一方のゼアキサンチンは、黄斑部の周囲に多く存在するオレンジ色の脂溶性の天然色素で、ルテインが代謝されてできるカロテノイドです。つまり、ルテインを摂取すると、身体の中で作られる抗酸化物質なんですね。ルテインは体内で代謝されると、ルテインとゼアキサンチン（厳密にはメソゼアキサンチン）に分解されます。ゼアキサンチンは、ルテインと化学構造が違うだけで、非常によく似た物質です。

ですから、ゼアキサンチンはルテインと同様の強い抗酸化力を持ちますが、ゼアキサンチンは黄斑部の中心に多く存在するため、より抗酸化力が高いと考えられています。

ルテインとゼアキサンチンをセットで紹介しているのは、実際に体内でもセットで網膜に存在し、抗酸化作用を発揮しているからです。

ゼアキサンチンの含有量が多い食品もいくつか挙げておきましょう。

代表的なものは、**ほうれん草**や**ブロッコリー**、**パパイヤ**、**クコの実**などです。

ルテインとゼアキサンチンは、その強力な抗酸化力から、失明のリスクが高い「加齢黄斑変性」の予防や改善効果が期待できるのではないかと、すでに専門機関でさまざまな研究が行われています。

アメリカで行われた大規模な臨床試験では、「予防の段階でルテインとゼアキサンチンを積極的に摂ると、明らかに加齢黄斑変性の発症率が低下する」というデータが報告されています。

さらに、２０１３年５月のアメリカ眼科学会では、中期の加齢黄斑変性を発病している人を含む50歳から85歳までの４２０３人を対象に、４つのグループに分けて比較試験を行ったところ、「ルテイン10㎎とゼアキサンチン２㎎を毎日摂取すると、加齢黄斑変性の進行リスクが26％減少する」という研究結果が発表されました。

ですから、紫外線やブルーライトにさらされる時間が長い人は、毎日積極的に摂取したい成分なのです。

「ゼアキサンチンは、身体の中で作られるなら、ルテインだけ摂ればいいんじゃないの？」と思われる方もいるかもしれませんが、この臨床試験でも両方摂取しているように、どちらもバランス良く摂取するほうが予防効果は高いというデータも出ているので、できるだけ両方摂るほうが望ましいと思います。

食品から摂取する場合は、どちらも脂溶性の色素なので、ほうれん草やブロッコリー、ニンジンなどを油炒めやバターソテーにするなど、油と一緒に食べられる料理にすると吸収率が高まります。

ただし、食品から1日に必要な摂取量を摂るには、大量の緑黄色野菜を食べなければ足りませんから、サプリメントを上手に使って補うほうがいいでしょう。

目に関するサプリメントは、ルテインとゼアキサンチンのどちらか、あるいは両方が含まれているものを多く見かけますが、アメリカで5万人を対象に行われた大規模な臨床試験では、「ルテインは単体では体内に吸収されず、血中に運ぶ役割を果たす亜鉛やマグネシウムなどのミネラルと一緒に摂ることが重要」との結果が出ています。

ですから、サプリメントで摂るときは、これらのミネラル分も一緒に摂るようにしましょう。

よく広告で、「一錠あたり50㎎のルテインを含有」などということが売り文句になっている商品を見かけますが、こうしたトータルの成分摂取が大事になるので、サプリメントの内容構成が、ルテインを効率よく吸収できるように作られている商品を選ばないと、もったいないと思います。せっかくサプリメントを飲んでいても、単体摂取でじつはうまく吸収されずに身体の外へ排出されてしまっているだけだったなどということがないように、サプリメントの選び方、飲み方にもコツがあることを覚えておいてください。

また、食材に含まれるルテインは、脂肪酸とルテインが結合した「ルテインエステル」という形で存在しています。でも、体内で消化吸収されるときは、脂肪酸を分離した「フリー体ルテイン」という形で吸収されるのです。

ですから、サプリメントで選ぶときは、フリー体ルテインで精製されているものを選ぶほうが、吸収効率は高いと思います。ルテインエステルのほうが精製する必要がない分、低コストで作れますが、ルテインエステルは体内でフリー体に分解されてから吸収されるので、実際に摂取できるルテイン量はラベルの表示より少なくなります。

サプリメントを選ぶ際に、どこで見分ければいいのかというと、フリー体ルテインで含有しているサプリメントは、それが商品のウリにもなることなので、パッケージにそう明記されているものが多いはずです。

ちなみに、ボシュロムのサプリメントは、先のアメリカの臨床試験にかけたものなので、そのときの成分比をベースに作られています。それとほぼ同じ成分比で作っている国内のメーカーでは、ロート製薬の商品もあります。

病気から目や身体を守るには、こうした強い抗酸化力があるものを毎日続けて摂ることが肝心です。

③アスタキサンチン

女性は、もしかすると、「アスタリフト」というスキンケア商品のほうがピンとくるかもしれないですね。アスタキサンチンは、あの赤い色の成分のことです。

富士フイルムが写真フィルムのナノテクノロジーを利用して、世界で初めてアスタキサンチンのナノ化に成功した商品で、サプリメントとしても展開しています。

アスタキサンチンも、これまで紹介してきたアントシアニン、ルテイン、ゼアキサンチンと同様に、強い抗酸化力を持つカロテノイドの一種です。赤い色の天然色素で、**紅鮭**や**イクラ**、**タイ**、**エビ**や**カニの殻**などに多く含まれています。

紅鮭の身とイクラは、同じきれいな赤っぽいオレンジ色をしていますが、まさにあれがアスタキサンチンなのです。紅鮭は川の上流で孵《かえ》り、海に出てからの過酷な環境ストレスに打ち勝ち、産卵のために再び故郷の川まで戻って来ることで知られていますが、筋肉に豊富なアスタキサンチンを蓄えているからこそそれが可能であり、紅鮭の身は鮮やかなオレンジ色をしているのです。

その証拠に、無事に産卵を終えると、親鮭のアスタキサンチンは卵に引き継がれ、親鮭の身体は白っぽくなります。イクラが紅鮭と同じ鮮やかなオレンジ色をしているのは、まさに親鮭からアスタキサンチンを受け継いだ色なのです。川の浅瀬に産み付けられた卵は、強い紫外線にさらされても、孵化《ふか》するまでこのアスタキサンチンによって細胞がダメージを受けずに済むように守られています。これほど、アスタキサンチンの抗酸化力は優れているわけです。

実際にデータで見ても、その抗酸化力はほかの成分よりもはるかに強いことがわかります。

たとえば、ルテインの2・6倍、カテキンの560倍、コエンザイムQ10の800倍。若返りのビタミンとして知られるビタミンEの1000倍、ビタミンCに至っては6000倍といわれています。

なぜこれほど強い抗酸化力があるのかというと、アスタキサンチンの構造に秘密があるのです。

私たちの身体の細胞は、細胞膜という二重の膜に包まれる構造をしています。先ほど挙げたほかの色素や栄養素というのは、細胞膜の表面か内部のどちらかにしか存在できない形状をしているのに対し、アスタキサンチンはそのどちらにも存在できる形状のため、細胞を守る力が圧倒的に強いのです。

ですから、アスタキサンチンの強い抗酸化力は、眼精疲労だけでなく、肌や血管の老化防止にも発揮されると言われています。そればかりか、体内の脂肪をエネルギーに変えやすくする作用もあり、筋肉の疲労回復にも効果があるなど、全身にいい効果が期待できる天然成分なのです。

２０１５年にファンケルから発売された「えんきん」というサプリメントは、目のサプリメントで初めて機能性表示食品に選ばれた商品です。発売当時、初めての機能性表示食品が目のサプリメントだったことは、眼科医の間でかなり話題になりました。「えんきん」には、アスタキサンチンをはじめ、ルテインやＤＨＡなど、手元のピント調整力をサポートする色素が配合されています。

また、先ほどお話しした富士フイルムのスキンケア商品「アスタリフト」に使われている、ナノ化したアスタキサンチンは、ナノ化していないアスタキサンチンと比較すると、さらに抗酸化力が9倍違うというデータが出されているほど強力なものです。

アスタキサンチンの一日当たりの摂取量の目安は、眼精疲労の回復なら6mg以上、病気予防にはその倍とも言われています。含有量の多い紅鮭の切り身1枚（100g）で3mg程度です。これも毎日食事から必要量を摂り続けるのは難しいので、やはりサプリメントをうまく使って補うといいと思います。

なお、ときどき勘違いされる方がいるのですが、アスタキサンチンは赤い色の色素ですが、マグロやカツオなど赤身の魚には含まれていないので注意してください。

遠方視でスマホ老眼予防

では次に、ひどい眼精疲労（スマホ老眼）でつらくて仕方がないという方のために、効果的な解消法をお教えしたいと思います。

スマホ老眼は、目の調節筋の緊張が原因ですから、基本的には目をできるだけ休ませるしかありません。しかし、これから老眼治療の手術を受けようとする患者さんが、あまりにも眼精疲労がひどいときは、目の毛様体筋という筋肉の緊張を和らげて、目がラクな状態で見ることができるようにしないと、手術に必要な検査をしても、目の矯正にズレが生じて正しい検査データが取れないので、手術までの間にいくつかのことをやって頂いています。

まずすぐに取り組んでもらうのは、

1　睡眠時間を増やすこと

そして、手元の文字を見るのに、老眼鏡を使わず、目をしかめるようにして見る習慣が付いてしまっている方には、

2　安い老眼鏡を作ってもらい、手元の文字を見るようにする

ということを習慣にしてもらいます。

さらに、なかなかパソコンを使う時間を減らせないという方には、次のような簡単な目の体操を毎日やってもらいます。眼精疲労がひどくて、頭痛や肩こりに悩まされている方にはお勧めの方法なので、みなさんも試してみてください。

3　パソコン作業を1～2時間したら、パソコンから目を離して遠くを見る

その場で目を閉じていてもいいのですが、目の筋肉に逆の作用を与えるほうがより効果的なのです。遠方を見てもらうと、目の筋肉がパソコン作業をしていたときとは逆方向に動いて弛緩するので、それが一番手っ取り早いと思います。

遠方視は、一回10秒ほどで十分です。その代わり、ただぼんやり眺めるのではなく、意識してジッと気合を入れて見てください。

朝一番、出社してすぐに窓の外を見て、ギリギリ見える何か看板の文字とかマークを探しておくといいですね。目の疲れがないときにどこまで見えるかを確認することが目的なので、朝起きてごく普通に出社した場合に限ります。「通勤に２時間かかり、その間スマホを見て来るんです」という目の状態は論外です。

自宅で過ごす時間が多い方は、家の窓から外を眺めて目標物を探してください。

それで、自分の目がそれほど疲れていないときは、あの距離にあるあの文字（マーク）まで見えるんだなと確認しておくのです。

その後、パソコン作業を始めて1～2時間経ったときに、同じように窓の外を見てみましょう。パソコンを使ったことで目の調節筋は近視側に働いているので、目標物にした文字やマークは、朝見たときよりもぼやけていると思います。

そこでいったん目を閉じたり、視線を外したりして仕切り直し、もう一度、グッとその目標物を10秒ほどしっかり見てください。それで朝と同じように見えるようになったら、完全に筋肉が弛緩したという合図です。

そうしたら再び作業に戻る、ということを習慣にすると、慢性的な眼精疲労にはなりにくくなります。

仕上げは、クーリングです。

筋肉が固まるときは、リン酸が溜まって固くなるので、熱を持っています。

4 昼間だったら目を冷やす、夜は血行を良くするために目を温める

と覚えておくといいですね。

日中は、冷却グッズや冷たいおしぼりを目に当てて、1〜2分おきましょう。

夜は、寝る前や、帰宅後のリラックスタイムに、目の上にホットタオルなどで温湿布して温めてください。ゴーグル型のアイマスクから蒸気が出るような市販のリラックスグッズを使ってもいいと思います。蒸気は表面の乾きを癒やしてくれるので、ドライアイ対策にもなります。

ただし、まだ仕事があるというときに目を温めてしまうと、かえってピント調節がしづらくなってしまうこともあるので注意が必要です。その場合は、夜でも「冷やす」ことが鉄則です。

目薬の選び方

みなさんは、ドラッグストアで何をよく買いますか。

ある雑誌の調査では、民間の薬局でよく売れている商品の第1位が目薬でした。私はてっきり胃腸薬や風邪薬だとばかり思っていたので、予想外の結果に驚きました。しかも、ベスト10圏内にはさまざまなタイプの目薬が3つも入っていたので、これは消費者の人たちに正しい知識を持ってもらわないと危険だなと感じました。

そこで、ここでは市販の目薬の上手な選び方や、避けてほしい使い方などについて、お話ししたいと思います。

①できるだけ防腐剤フリーの目薬を選ぶ

市販の目薬で私たち眼科医が一番問題視するのは、防腐剤なのです。品質を維持するためには必要なものですが、連用するとそれが目にはダイレクトに響いてきます。

角膜を傷つける恐れがあり、患者さんのなかには、目薬に含まれる薬剤の成分には何の問題もなくても、防腐剤に対してアレルギー反応が出る人もときどきいらっしゃいます。

防腐剤でアレルギーを起こすと、かゆみ、充血、浮腫などの症状が出ます。「この目薬を使い始めてから、充血とか、かゆみがあるんですけど」と、患者さんが外来で訴えることも多く、使用している本人が自覚しやすいものです。ただし、複数の目薬を使っている人の場合は、目薬をひとつずつ中止していって、どの目薬の何が悪さをしているか探らなければなりません。たとえば、緑内障の患者さんで、処方薬の他に3種類くらいの目薬を使っていて、「充血するようになった」と外来に相談に来られたようなときは、防腐剤が悪さをしているんじゃないかという点も念頭に置いて対処していくのですが、その原因を特定するには少し時間がかかります。

市販の目薬に使われている防腐剤は、いくつか種類があります。パラベン系やソルビン酸カリウムといった防腐剤なら、それほど神経質にならなくても大丈夫です。

でも、実際は8割くらいの商品に、塩化ベンザルコニウム（benzalkonium chloride）という一番避けてほしい防腐剤が使われています。通称BAC（バック）と言って、私たち眼科医の間では、BACが入っていない目薬を「BACフリー」という言い方をするほど注意しているものです。

なぜかというと、ＢＡＣは多くの研究結果が証明していますが、細胞毒性があるのです。それを２時間に１回の頻度で連用していれば、間違いなく角膜の細胞に毒性が蓄積して、角膜自体を傷つける危険があり、感染やアレルギーも起こしやすくなります。とくにドライアイの方や、コンタクトレンズを常用して角膜に傷がある方は、防腐剤入りの目薬の使用は極力避けてください。

普段から市販の目薬を愛用している方は、できるだけ防腐剤が入っていないものを選ぶか、もしくはＢＡＣではない防腐剤を使っている目薬にするなど、少し注意して選んだほうがいいと思います。私たち眼科医が処方する点眼薬にも防腐剤が入っているものもありますが、目の状態を観察してから処方しているので大きな問題にはなりません。

一回使い切りタイプの市販品なら、防腐剤フリーなので安心です。

②「充血をとる」目薬は避ける

みなさんは、市販の目薬を買うときに、どんな目的で選ぶことが多いでしょうか。疲れ目、充血、目の乾きなどが上位に来るのではないかと思います。

眼科医の立場からすると、このうち、とくに注意が必要なのは、「充血をとる」タイプの目薬です。

結論から言ってしまうと、あれは点眼すればするほど逆効果になります。

目が充血するというのは、「何らかの原因があって目の中のある血管が太くなり、それを外側から見ると全体的に目が赤く見える」という状態です。

大抵は、まぶたなどに雑菌が付着したことで炎症が起きたり、角膜に傷が付いたことが原因で充血が起こります。炎症を抑えるために血中の白血球が増えて、炎症が起きている周辺の血管が太くなっている。あるいは、傷の修復に必要な酸素をたくさん送ろうと、血管を太くして多くの血液を送ろうとしているために、血管が目立って白目が赤く見えている状態が充血なのです。

充血解消が目的の市販の目薬に含まれている成分は、塩酸テトラヒドロゾリンという血管収縮剤です。血管の壁の中の筋肉をキュッと締めるように作用して、血管は一時的に細くなり、見た目は白目がスカッときれいになるので、注したときは治ったような感じに見えるため、主成分として使われています。

でも、実際にこれを使用する人の目は、炎症や傷の修復など、血管を太くする原因があって充血が起きているわけです。それを薬剤で血管を収縮させてしまうので、表向きは充血がとれても、根本的な問題は何も改善されていないのです。

しかも、血管収縮剤というのは、薬剤の効果が切れると、一度収縮した血管壁の筋肉は以前よりも少し弛緩した状態で戻るので、前よりも血管が太くなります。ですから、充血をとる目薬を頻繁に使うことは、「血管が太くなっている」という充血の状態をかえって悪化させていることになってしまいます。

充血を解消したくて使っている本人からすれば、まさか逆効果なことをしているとは夢にも思っていないので、

「これを注さないと、よく充血するんですよ」

と、その目薬を注し続けていて、もう中毒のように手放せなくなってしまっているような人もいます。私のクリニックにも、

「あちこち受診して目薬をもらうけど、一向に充血が治らないので来ました」

という患者さんがときどきいらっしゃいます。その方の目を顕微鏡で見ると、だいたい決まった特徴を持った血管が映し出されるのです。

「充血をとる目薬を使ってないですか？」

と聞くと、

「使ってます！」

と答える方がほとんどですね。

20年以上も診ていると、血管収縮剤によって一度収縮して弛緩した血管というのは、独特なのでわかります。パンとした張りのある血管ではなく、どこか不自然なたるみがあるものなのです。

もちろん、眼科医の誰が見てもそう見えるものではなく、わかっていて診ないと気が付かない場合もあります。感覚的には、健康診断で撮影した画像から腫瘍《しゅよう》などの異状を見つける読影《どくえい》と一緒ですね。まず、その病気が頭に浮かぶということが診断の第一条件ですから。

それに、顕微鏡で患者さんの目を覗いたときに、普通は毛細血管が無数に見えるのですが、そういう方の目には毛細血管がまったく映りません。

つまり、目薬に含まれる血管収縮剤の影響で、毛細血管は見えないくらいに縮んでしまっているということなんです。これは健康な方の目では、絶対にあり得ないことですから、複合的に判断がつきます。

こういう方の場合は、ひとまず、その市販の目薬を使うのをやめてもらって、代わりに処方の点眼薬を毎日2時間おきに点眼するようにして、1ヵ月後に外来へ来てもらいます。

2時間に1回注さなければいけないと聞くと、大変そうに聞こえるかもしれませんが、血管収縮剤の入った目薬を使っている方は、ドライアイによる充血のために目薬を使っていることが多いので、目の充血が気になるだけではなく、目が乾燥して目薬を注さずにはいられないという場合も多いのです。点眼しないと目が乾いてつらいので、点眼の習慣は自然についていきます。

ただし、充血をとる目薬を1年以上使って、手放せない状態になってしまっている人は、その目薬をやめるだけでは駄目で、根本的に充血を改善するには少し根気が要る治療が必要になります。いずれ治りますが、早くて1年、場合によっては2〜3年かかることも少なくありません。だから、できるだけ「充血をとる」という目薬は使わないでほしいのです。

なかには、それだけの長い期間治療を続けることや、充血がとれないことに耐えられず、結局、途中でまた充血解消の市販薬を買って注しはじめてしまい、外来へ来なくなる患者さんもいます。

頑張って治療を続けている方でも、

「先生に言われた通りに注しているけど、なかなか目の赤いのが治らないです」

と、ときどき弱音を吐かれますから。

「目が赤い」という、目の前に見えているイヤなことを手っ取り早く解消したくて、充血は病気だという概念も少ないので、結局、手軽に対処できる市販の目薬に戻ってしまう傾向がありますね。

これはコンタクトレンズを常用している方でも同様です。

コンタクトレンズを長時間使っていると充血してきますが、それで充血を解消する市販の目薬を注せば、まったく同じことが起きます。ですから、パッケージに「充血をとる」とある市販の目薬はできるだけ使用を避けてください。

ただし、血管収縮剤そのものは、使い方さえ間違わなければ問題ないものです。

私のクリニックでも、状況に応じて患者さんに処方することはあります。

たとえば、明後日に結婚式があるので、新婦さんがきれいな白目にしたいという場合。そういうハレの日に向けて、その日だけ使うという分には何も問題ありません。結婚式の当日だけ一日3回くらい注せば、白目は真っ白な状態を保てますから、記念写真やビデオ動画も安心して撮ることができます。

また、芸能人やモデルの方が、顔のアップを撮影するポスター撮りのときだけ血管収縮剤を使う場合もあります。その際は、「撮影の30分前に点眼して、あとは使わないようにして

ください ね」と少量を処方します。

ところが、先ほどお話ししたように、最近は市販の目薬にも血管収縮剤が入っている商品があるので、こじらせて外来へ来る患者さんが一定数いらっしゃいます。

また、眼科医のほうも、充血は失明する病気の所見ではないので、

「はい、じゃあ違う点眼薬を試してみましょうか」

と軽く考えがちなのです。

でも、患者さん本人にとっては、充血はとても困っている状態なので、何とかしたくて眼科まで相談に来られるわけですから、しっかり患者さんと向き合って診なければならないと思っています。

なお、余談になりますが、目の充血は、患者さんが誤解しているだけで、実際は充血ではない場合もあります。紛らわしいケースを二つ紹介しておきましょう。

ときどき白目に1本だけくっきりと真っ赤な血管が走って見えることはありませんか。あれは充血とは違って、血管が切れて赤く見えているわけでもないので心配はいりません。

美容的な意味で、「この真っ赤な血管を1本、何とか消したいんですけど」と外来に相談

に来る方もいますが、時間が経つにつれて自然と消えていくことのほうが多いですね。

物理的には、その血管をレーザーや熱凝固で焼いて細くしてしまうこともできますが、私のところではやったことはありません。

本当に目の血管から出血しているときは、ペンキで塗ったように白目が真っ赤になります。

はじめて血管が切れると、

「朝起きたら、目の脇が赤いんです！」

と、大慌てで外来に飛び込んで来る方がいますが、これも心配ないものです。

目の中の太い血管が切れているわけではなくて、もともと弱い部分がある細い血管が半年に1回くらいの頻度で切れることはよくあります。そうすると、白目の4分の1くらいがウサギの目のように真っ赤になるのです。これは「結膜下出血」という白目で起きる血豆みたいなもので、細い血管から出血した血がそこに溜まっているだけなのです。

病気ではないので心配ありません。1週間から10日すれば自然に消えますが、血液の吸収を促進するために、ドライアイ用の点眼薬を処方することもあります。

「これって、動脈硬化が進んでいる兆候か何かですか？　これが脳の血管で起きたら、脳卒中になるんですか？」

と、不安そうに外来へやって来る方もいるのですが、脳卒中の兆候ではないので、安心して頂いて大丈夫です。

結膜下出血は脳の疾患とは関係ありませんが、目の検査でわかることもあります。

脳の血管が出血したり血栓が詰まったりすると、目の血管でも同じようなことが起きる可能性があります。私たちが眼底の血管の状態を診ればある程度は兆候がわかるので、眼科で定期的なチェックを受けている方なら、ごく初期の段階で発見し、リスクを回避できる可能性もあるのです。

また、使い捨てのソフトコンタクトレンズを使っている場合は、黒目よりもコンタクトのほうが大きいので、目に挿入すると、パチパチ瞬きをすることで端のエッジの部分が少し動く摩擦で白目の毛細血管が切れて出血してしまうことがあります。そうならないように、コンタクトの端の部分はうまくデザインされているのですが、それでも毛細血管に弱い場所があると、コンタクトとの摩擦によってその血管が切れてしまうわけです。

いずれにしても、充血して気になるときは、自己判断で対処せず、眼科で相談することをお勧めします。

③目を洗うなら、涙と同じ成分の小分けタイプを

第2章で、目をシャワーで洗うことが習慣の人がいるというお話をしましたが、毎日目を洗いたいという人が一定数いることは、小さなカップに洗浄液を入れて目を洗うタイプの商品が出ていることからもよくわかります。

ただ、眼科医の立場からすると、あれも避けてほしいものです。

どんな形でも、目を毎日洗ってしまうと、涙に含まれている保護成分を根こそぎ流して、感染しやすい目を作ってしまうのです。目に雑菌が多少入ったくらいでは結膜炎にならないのは、涙液に抗菌作用のある成分がたくさん含まれていて、免疫のバランスが保たれているからなのです。

商品のCMでは、コンタクトレンズを外して、小さなカップに入れた洗浄液で目をパチパチ洗うと、花粉や目の中の汚れがこんなに取れた！　とやっていますが、よく考えてみてください。

洗浄カップを目に押しつけて上を向くので、実際は目の周囲の皮膚まで洗浄液で洗っていることになるわけです。

よく患者さんに、こうお話しするんです。

「水を張った洗面器に目をつぶったまま顔をつけてみると、水の表面には脂が浮いているでしょう。それは皮膚の脂であって、目の中の脂ではないよね。カップを目に押し当てて洗うと、周りの皮膚のお化粧を含めた汚れが落ちて浮いているだけで、すべてが目の中の汚れではないんですよ」

とくに現在、目の治療中で処方の点眼薬を注している方の場合は、大事な薬効成分を流してしまうことになるので、眼科医としては本当にやめてほしいのです。

近年、緑内障の目薬はとても良くなっていて、いまは一日1回の点眼で済みますが、それは、結膜《けつまく》滞留《たいりゅう》性《せい》がどのくらいあるのかを調べて成分が配合されているからなのです。

せっかく点眼液の成分が角膜に浸透して滞留時間がうまく保たれているのに、それをパチパチと洗浄して全部流してしまうのですから、治療者としてはたまらないわけですよ。

しかも、大きなボトル入りの洗浄商品は、1ヵ月間以上はその洗浄液を使うことになりますよね。防腐剤フリーだと、開封した当初の数日は良くても、1ヵ月経つころには、衛生的な点からも清潔な液体とは言えないものになっていると思います。

ソフトコンタクトレンズの保存液も、昔はお徳用で大きなボトルが出ていましたが、現在は、小ぶりなサイズのボトルに変更されてきました。医科の考え方が反映されて、衛生的な観点から小分けにして出す形態に切り替えられたためです。

市販品にも、「アイリスCL－Iネオ」や「ソフトサンティア」など、処方と同じ人工涙液でできた一回使い切り、10日間使い切りなどの防腐剤フリーの点眼液がありますから、目を洗いたいという方は、できるだけそういうものを点眼することをお勧めします。

ただし、繰り返しになりますが、現在、目の治療中で処方の点眼液を使用している方は、必要な薬効成分を目に留めておくために、目を洗うことは控えてください。どうしても洗いたいという方は自己判断でせず、主治医に相談しましょう。

市販の目薬は玉石混淆

①点眼後は目をパチパチ瞬きしない

みなさんは、普段、目薬をどんな風に点眼していますか。

片目ずつ2～3滴注して、パチパチして終わり。そんな注し方をしていないでしょうか。

正しい注し方は、まず石鹸で手を洗い、下まぶたを人差し指で軽く引いて、片目ずつ1滴注したら、まぶたを閉じて1分じっとおきます。目から溢れた点眼液はティッシュでそっと押さえましょう。処方の点眼液も、やり方は同じです。

「1滴だと注した気がしない」とか「1滴だと効き目が心配」と、よく2〜3滴注す方がいますが、多く注した分は外に流れてしまって、効き目は1滴と変わりません。使用する薬剤によっては、多く注すことで目の表面が荒れてしまう場合もあるので、決められた用量、回数は必ず守るようにしてください。

また、点眼する際に、容器が睫毛やまぶたに触れると、目薬に雑菌が入る恐れがあるので注意しましょう。蓋を床に落としても雑菌が付いてしまうので、蓋を落とした目薬は使わないようにすることも大切です。

また、2剤以上の目薬を注すときは、間隔を5分空けてください。

②市販薬の成分は、処方の点眼薬の10分の1

市販の目薬は、安全を考慮して、薬剤の濃度は処方薬の10分の1程度に薄く作られています。ですから、医師が責任を持って出す処方薬とはやっぱり効果は違います。

最近は、胃薬の「ガスター10」や、鎮痛剤の「ロキソニン」、抗アレルギー薬の「インタール」など、医科と同じ処方薬が市販されるようになったものもありますが、目薬に関しては、処方薬と同じものは市販されていません。薬効がない、涙成分の点眼液は、「マイティア」など、処方薬と同様のものが発売されています。

また、市販薬で人気の高い疲れ目予防の目薬というのは、もともと処方薬にはないものです。メンソールが配合された爽快感がある目薬は、点眼後にスッキリしますが、目への薬効ではありません。医学的には、認容性《にんようせい》といって、目にきちんと入ったということを確認させるために、pHを変えて少し滲ませるようにしているものなのです。

実際、病院で処方される目薬には、そういうメンソールタイプの目薬はありません。涙のpHに近いもので作るのが医科向けの処方薬なので、滲みるような刺激が強いものは開発されませんし、患者さんに「この目薬は滲みるのでいやです」と言われてしまうため、私たちもあまり処方しなくなります。

逆に市販薬では、点眼後にスカッとさせる爽快感をプラスするなど、リラックス効果が付加された商品が開発されているという違いがあります。

③開封した目薬の使用期限は1ヵ月

市販の目薬で、意外と盲点になるのが使用期限です。

多くの方は、一度使った目薬を長く持っています。市販の目薬を買って、数回使って半分くらい残っていると、何気なくそのまま引き出しや救急箱にしまうのです。

それから3～4ヵ月経って、また目薬が必要になったときに、「たしか前に買ったのが残ってたっけ」と、引き出しや救急箱の中を探し、「あったあった」とまったく気にせず点眼する。思い当たる節がある方が多いのではないでしょうか。

でも、目薬に入っている防腐剤の効果は、1ヵ月からせいぜい1ヵ月半程度とそれほど長くないのです。

たとえば、一度口を付けたペットボトルの水を飲みかけのまま常温で取っておいて、3ヵ月後にそれを何のためらいもなく飲めますか？　雑菌が繁殖していないか、腐っていないかと、気になって、とても飲めないですよね。

一度使った目薬は、それとまったく同じです。開封してから3ヵ月経った目薬は、防腐剤の効果が切れて、液体成分が腐敗している可能性が高い。カチッと開けた瞬間に空気にさらされていますし、もし点眼時に睫毛やまぶたに触れていたら、雑菌も繁殖しているはずです。

そういう目薬を机の引き出しや救急箱から見つけたわけです。改めてそう聞くと、とても注せないですよね。

でも、そういう目薬が家の中には結構あったりします。

「そうそう、確かあそこに目薬あったよね」

と、見つけて何気なく注している方が非常に多いのです。新品なら問題ありませんが、買って一度でも点眼し、1ヵ月以上経っているものはキケンです。

抗菌目薬も同様です。いくら抗菌作用があるといっても、一度使って1年も経っているものを自分の目に注すなんて、私は恐ろしくてそんな勇気はないですね。

眼科で処方されたものは、調合薬局で受け取る際に、

「防腐剤が入っていないので、1週間で使い切ってください」

「10日経ったら、残っていても処分してください」

と、説明されると思うのですが、市販の目薬は防腐剤が入っている分、ずっと使える感覚があって、つい取り置いてしまうという問題もあるのです。

目薬に限らず、液状のものは、常に保存期間や、使用期限に注意する必要があります。

とくに目に入れるものに関しては、開封してどのくらい経っているかを考えて使うようにしたほうがいいですね。

「こんなにまだ残っている」という、もったいない精神で取っておくのはキケンです。これは購入時にドラッグストアでも指導するべきだと思います。

「1週間使って良くなったら、それはもう捨ててください」

「1ヵ月以上経った場合は、使わないでください」

とひとこと言ってもらえれば、買ったみなさんの意識も変わるはずです。

薬剤師の常駐するドラッグストアでないと買えない市販の薬剤なら、そういう説明がされているかもしれませんが、一般的な市販の目薬は、そのまま手渡されている場合がほとんどだと思います。もしかしたら、取り扱い説明書には小さな字で書かれているかもしれませんが、読まずに使っている人のほうが多いでしょう。

これを機に、市販の目薬は1ヵ月を目安に使い切る、もしくは残っていても処分するという習慣をぜひつけて頂きたいと思います。

また、消費者感覚で見れば、容量の大きなもののほうが、おトク感がありますが、目薬に関しては、防腐剤フリーで容量が小分けにされているものを選ぶほうが、安全・安心で、結果的にはおトクです。

ドライアイは胃薬で治す!?

ドライアイの点眼薬は、昔は、ヒアルロン酸系が中心でしたが、バリエーションがだいぶ増えて、現在は3~4種類のタイプから選べるようになっています。第3世代といわれる最近の新しいアプローチの目薬には、胃薬が利用されているものが出ています。

「えっ、目に胃薬!?」

と、耳(目)を疑うかもしれませんが、目によく効く胃薬もあるのです。

それも、目薬として開発された新薬ではなく、医者であれば誰もが知っている「ムコスタ」という、古くから胃の粘膜保護に使われている粉薬を液状にした点眼液です。

目の結膜は胃の内膜と同じ粘膜ですから、目の表面もムコスタを使えば保護できるということが判明し、2年ほど前からドライアイの治療薬として使われるようになりました。

一回使い切りになっていて、防腐剤フリーで角膜に対する細胞毒性もなく、いい目薬なのですが、少々難があります。

ひとつは、ムコスタを目に注すと、患者さんはみなさん「苦い」と言います。

目薬は、目頭の上下にある「涙点《るいてん》」という二つの小さな穴から排出されます。涙腺が涙の出る蛇口だとすると、涙点は涙の排水口の役割を果たしているのです。涙点から鼻に向かって涙管という管が伸びていて、鼻と口はつながっていますから、目薬が涙点から涙管を通って鼻に抜けると、舌で味を感じるのですね。

みなさんのなかにも、目薬を注して独特な味がしたという経験をしたことがある方がいるのではないでしょうか。ムコスタはもともと胃薬ですから、それが一層苦いのです。

また、ムコスタはもともと白い粉末の薬剤で、そこにいくつかの液体成分を加えて点眼液にしているものなので、目に注すと一瞬、ゾンビのように目が真っ白になってしまいます。眼を閉じて1分おいてしっかり薬剤を浸透させてから、数回瞬きをしているうちに徐々に元に戻るのですが、外では少々注しづらいかもしれないですね。

透明の目薬になれば、さらに使い勝手が良くなるのですが、粉剤を透明にする技術がまだ追いついていないのです。それでもドライアイに対する薬効は非常に高いので、いままでの治療薬であまり改善されなかった患者さんは、一度試してみる価値のある薬剤だと思います。

第４章　加齢と眼病——人間の眼年齢は70歳

60過ぎたら6割が白内障

40代になると、そろそろ自分の身体や健康について考えるようになり、50代になると、友人同士で病気予防や病院・医師に関する情報交換を始め、60歳を過ぎると、仲間内で口を開けば病気自慢が多くなる——。

クリニックの外来に来られる患者さんのお話に耳を傾けていると、年代によってこんな傾向があることが見えてきます。

たしかに年を重ねていけば、膝やら腰やら、誰でも身体のあちこちに不調が出てきますよね。もちろん、目も例外ではありません。第1章で45歳を境に老眼が始まるということをお伝えしましたが、50代、60代を過ぎると、他にもいろいろな病気の兆候が出てくるようになります。

そこで、ここでは、ぜひみなさんに知っておいて頂きたい60代以上に多い目の病気についてお話ししていきたいと思います。

なかには、放っておくと失明してしまうような怖い病気もありますが、やみくもに不安になる必要はありません。

「病気のことや治療のことは、怖いから詳しく知りたくない」とか「知らないほうが幸せ」などという方もいますが、目の病気に関しては、知らないでいるほうがはるかに怖いと私は思っています。

事前にこういう病気があるという知識を持っていれば、年齢や環境に応じて気をつけることもできますし、治療のタイミングを逃さずに対処したり、適切な治療先を選ぶという視点にもつながります。

また、予防できることならその日から生活に取り入れたり、身体のためによかれと思って自分でしていたことがじつは逆効果だったとわかるということも稀にあったりするので、「正しく知る」ということは、とても重要なのです。

白内障の視野はこうなる

年を重ねるとなる可能性が高い目の病気の代表は、第1章でも触れた白内障です。

白内障は目の水晶体（レンズ）が白く濁る病気のことです。加齢によって目の水晶体も老化して白く濁り、弾力性を失って硬くなっていくので、老眼とほぼ並行して進行していきます。

白内障も老眼も、手術をすれば治せるということは、すでにお話ししてきた通りです。

本来は透明な水晶体が濁ってくると、赤や黄色の色素が沈着するため、視界全体が黄色やオレンジ色のフィルターを通して見ているようになり、白くかすんで紗がかかったような見え方になったりします。

濁りが光を乱反射させるため、屋外に出るとまぶしく感じるようになり、目がチカチカするとか、かすんで見えるという症状を訴える方もいます。

また、動いているものが瞬時に認識できなくなったり、白っぽい車が近づいてくるのが見えづらいという場合もあります。

濁って黄ばんだ水晶体は、さらに症状が進むと白く濁り始めます。この病気を白内障というのはそのせいですが、その後、肉眼でもはっきりわかるほど黒目が真っ白になります。

こうした症状は徐々に、ゆっくり進んでいくため、見え方の変化に自分では気付きにくいことも多いようです。「最近、どうも見えにくい」と感じることが増え、自分では老眼だろうと思っていたら、じつは白内障だったということはよくあります。

また、白内障は、基本的に痛みはありません。まぶしさや視界のかすみのほかに、もし痛みを感じる場合は、別の病気が隠れている可能性もあるので、早めに眼科を受診してください。

白内障というと「70代、80代の人がかかる病気」というイメージが強いようです。たしかに、加齢とともに増える病気なので間違いではないのですが、白内障は決して年配の人だけがなる病気ではありません。

40代後半から50代でも、白内障と診断される方が割といらっしゃいます。

白内障は、早い人では40代から症状が出はじめ、「60代では６割が白内障」と言われています。

高齢化の進む先進国では非常に患者数が多い、国民病となっています。

目のレンズに当たる水晶体の白濁は、どんなに生活習慣を見直したり、目にいいと言われる食材を摂っても、元に戻すことはできません。

白く濁ってしまった水晶体はタンパク質の変性によるものなので、手術が唯一の治療法であるのが現状です。実際、白内障を患った多くの高齢者の方が手術で回復しています。

手術時間は10分程度で、入院の必要もありません。健康保険の適応になっているので、患者さんご自身の負担額は数万円で済みます。白内障の手術をお勧めすると、「手術はあまりしたくありません」というお返事を頂くこともあります。誰でも手術はイヤなものですが、白内障は失明する病気です。実際にＷＨＯ（世界保健機関）の統計では、世界の失明原因の第1位はいまでも白内障なのです。アフリカや南米など、医療機関が足りない国では、多くの方が白内障で失明しているのです。私たちは恵まれた環境で生まれ育っているのだなと実感しています。

では、白内障の目の水晶体ではどのようなことが起きているのでしょうか。

目の水晶体の細胞は、私たちが生きている限り、絶えず作り続けられていますが、皮膚の細胞のように、古くなった細胞が新しい細胞に入れ替わる「代謝」という機能がありません。

古い細胞はどうなるのかというと、残骸となって同じ場所に留まった状態で新しい細胞が増えていきます。残骸となった細胞が少しずつ層を成していくのですが、水晶体の中の細胞の残骸は、徐々に密度が増して、小さく硬くなっていきます。これがいわゆる老眼の状態です。

細胞は、クリスタリンというタンパク質と水分で満たされています。正常な状態のときのクリスタリンタンパクは、とても小さな分子なので、まったく問題なくレンズに光を通します。

しかし、クリスタリンタンパクを構成するアミノ酸は、紫外線やフリーラジカルなど、さまざまな酸化物質の影響を受けて構造が変わり、タンパク質同士がくっついて、だんだん大きな塊になり、白く濁っていきます。すると、光が真っ直ぐ通過できなくなり、変な方向に曲がって乱反射を起こすようになったり、光が完全に通過できないということが起きてきます。そのために、屋外で強い光を見たときに、非常にまぶしく感じたり、ぼやけたりかすんで見えるという症状が出るようになるのです。

糖尿病が白内障を引き起こす

白内障は、加齢とともに罹患者が増える「国民病」と言えますが、一方で、最近では他に持病を持っていることが発症しやすくする一因であることもわかってきています。

若い方で発症してくる場合は、「アトピー性皮膚炎」や「強度近視」である場合が多いですね。

アトピー性皮膚炎が白内障になりやすいのは、代謝の問題ではないかと言われています。

余談になりますが、アトピー性皮膚炎の人は、「網膜剥離《もうまくはくり》」にもなりやすいのです。アトピーを子どものころから発症していると、かゆさで頻繁に目をこすっていますよね。その物理的な刺激が引き金になると考えられています。白内障の場合は、網膜剥離とは発症の仕方は異なりますが、繰り返し目をこするという刺激が水晶体に伝わっていることも少し影響しているのかもしれません。

また、ステロイド薬を長期間使っている人も、白内障になりやすいのです。「ステロイド白内障」という病態があるくらいなので、アトピー性皮膚炎の人はこの影響も大きいように思います。使用期間は、塗り薬の場合は10年前後。内服の場合はさらに症状が出るのが早くなる傾向があります。

また、「膠原病《こうげんびょう》」のような自己免疫疾患のある人や、難病指定されている「IgA腎症」でステロイド薬を用いる治療（パルス療法）を何回も受けている人もそうですね。通常量の10倍以上のステロイド薬を点滴していたり、ステロイド薬を10年近く服用したりしている人が40代後半で白内障を発症してくる場合には、ステロイド薬の常用が影響している可能性が高いです。

ただ、どんな薬剤にも多かれ少なかれ副作用というのは付きものです。病気を治療する際は、治療効果とその副作用を天秤にかけ、治療効果が大きい場合はそちらを取らざるを得ないということが多々あります。治療が長期にわたる場合は致し方ない面があるとはいえ、ご本人はまさか後遺症が目に表れるとは思っていないので、みなさん大抵、驚かれるわけです。

それでも、白内障だけなら治療すれば治せますからまだ問題ないのですが、ステロイド薬の長期使用は、じつは「緑内障《りょくないしょう》」も発症しやすくなることがわかっています。

緑内障は、治らない病気の筆頭格で、失明の恐れがあるため、早期発見できるかどうかが、その方の人生のＱＯＬを大きく左右することになります。ですから、ステロイド薬を長期間、治療で使用している方は、こうしたリスクがあるということを頭の片隅において、40歳を過ぎたら、一度、眼底検査を受けて目の状態をチェックして頂きたいと思います。

それがご自身の目を守ることにつながります。

そしてもうひとつ、白内障が発症しやすくなる身近な病気があります。ヒントは、自己管理が不可欠な国民病です。

もうおわかりですね。

答えは、糖尿病です。糖尿病は、主治医のもとできちんと血糖コントロールができていれば何も問題ないのですが、血糖値が高い状態を長く放置していると、まったく別の一面を見せはじめます。10年、15年と高血糖のまま過ごしていると、白内障になりやすいことがわかっています。

そればかりか、網膜の血流障害が進むことで、「糖尿病網膜症」という合併症を起こします。これも、失明のリスクが高い病気です。

この病気は、私たち眼科医がいくら治療しようとしても、まず根っこにある糖尿病をしっかり治療しないと良くなりません。

放置すると失明に至る病気

目の症状でみなさんが一番怖いのは、目が完全に見えなくなってしまうことだと思います。

医療技術は日進月歩で、この20年間で格段に進歩しました。しかし、それでもまだすべての目の病気を治せる時代にはなっていないのです。現在でも治療の機を逃すと、失明のリスクがグッと高くなってしまう病気がいくつかあります。

ここから先は、みなさんにぜひ知っておいて頂きたい、いくつかの病気についてお話ししたいと思います。

視覚障害の原因疾患

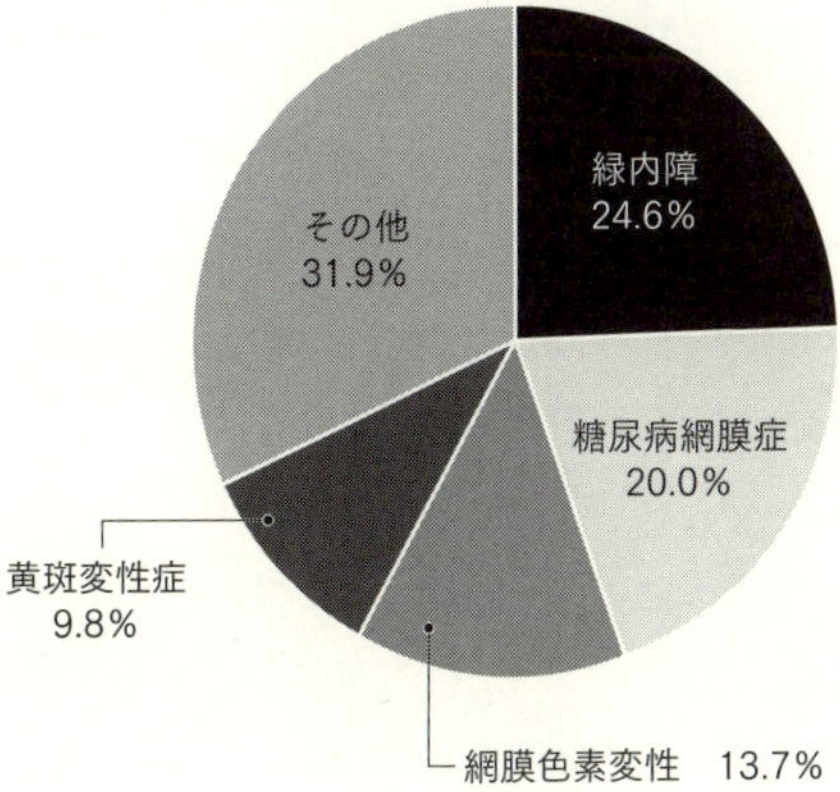

図4

図4は、厚生労働省の統計データです。日本では何が原因で失明することが多いのか、視覚障害になっているのかを示したものです。

その原因の第1位になっているのは緑内障です。2位は糖尿病網膜症、3位は網膜色素《もうまくしきそ》変性《へんせい》という病気が続いています。

網膜色素変性は、染色体が関係する目の病気で、発症すると必ず失明に至る難病のため、3位に入っていますが、初めて聞いた病名だという方がほとんどではないでしょうか。

罹患総数で見ると、この病気にかかる人の数はそれほど多くありません。

そこで、ここからは、第1位・2位の緑内

障、糖尿病網膜症に加えて、近年、患者数が急増している第4位の加齢黄斑変性について触れたいと思います。

緑内障は視神経が損傷することによって視野が黒く欠けてしまう病気で、進行すると、失明に至ることもあります。

白内障と同様、徐々に進行するので、人によってはかなり症状が進んでいても気付かないという場合があります。

初期のころは自覚症状がないために、自分で気が付いて外来へ来られる方は、中期を過ぎる段階まで進行してしまっているケースが多いのです。

それでも、ご本人は、「最近、なんとなく見え方が悪くて」という感覚でしかない。それは、ある日突然そうなったわけではなくて、視野は少しずつ少しずつ欠けていくので、本人はまったく気が付かないし、日常生活も意外と何とかなってしまっているからなのです。

視野検査の結果で、「こんなに視野が欠けていますよ」と画像をお見せしても、驚くことなく、「ああ、そうですか」と割と淡々とした反応しかないことも珍しくありません。緑内障は、最終的には両目に出てきますが、最初のうちは片目ずつが補完し合って見えているので、それくらいご本人には実感がありません。

緑内障の症状

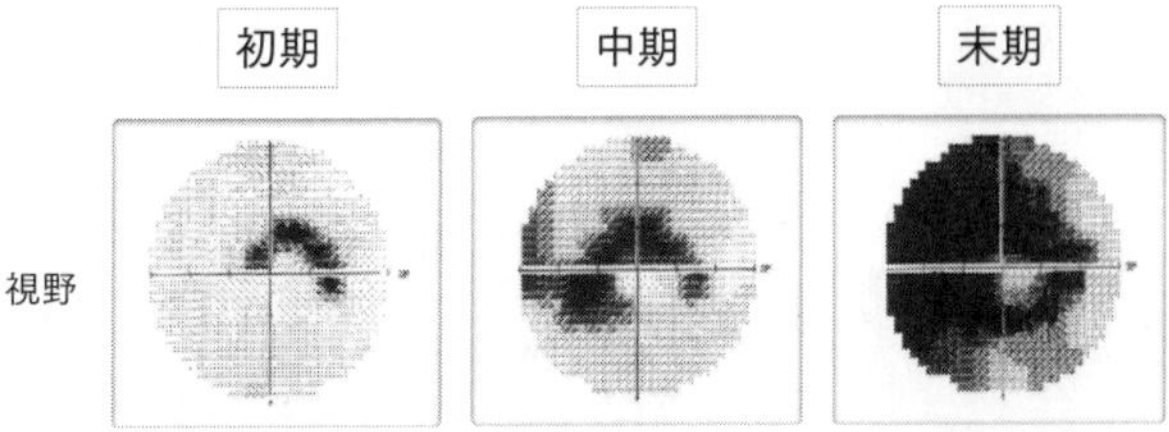

＊右眼の場合

私の聞いた例では、孫とかくれんぼをしていて、「壁越しに片方の眼で周りの様子を見たら、半分くらい視野が欠けていて、驚いて病院に来た」という女性がいました。

望遠鏡や万華鏡など、筒状のものを見たときに、「一部が欠けて見えることに気付いた」という方も割といらっしゃいます。

日常生活のなかで、このように片方の眼で注視する機会というのは、意外に少ないものなのです。

紛らわしいのは、これまでお話ししてきた白内障と、「白」と「緑」という色が違うだけで、言葉の響きもよく似ているので、二つの病気を取り違えていたり、「どちらも同じようなものでしょ」と思っていることも珍しくありません。しかし、漢字は一字違いであっても、この二つは、目の中で異変が起きている場所も、出てくる症状もまったく違う病気です。

白内障が治る病気であるのに対し、緑内障は現在の医学では治りません。一度欠けた視野は戻ることはなく、ある域を超えて進行してしまうと、治療が非常に難しくなります。それが失明の第1位である理由です。

クリニックの外来には、緑内障ではないかと心配して来られる方が時々いらっしゃいます。

「このところ目が痛くて重い日が続いているので、眼圧が高いんじゃないか、緑内障ではないかと思ったら、怖くなってしまって……」

という心配なお気持ちはとてもよくわかりますが、こういう方は、まず緑内障ではないですね。というのも、先ほどお話しした通り、何も初期症状がないのが緑内障だからです。本当に緑内障の場合は、目に痛みや重苦しさなどなく、ほとんどの方が視界の一部が黒く塗りつぶされたように欠けて見えはじめて、はじめて気が付きます。

これが中期まで進行してくると、前ページのように、視野の真ん中の周りが黒く遮られて見えなくなりますが、この段階でも気付かないことは割と多いです。これだけ視野が欠けていても、両目で見ていると、反対側の目ですべて補ってしまうので本当に気が付かないものなのです。

緑内障を知らせるシグナル

続いて、緑内障の兆候はどこに現れるのか、次ページの写真1を見ながら説明していきましょう。

左の写真は、正常な人の眼底で、視神経《ししんけい》の出口にある「視神経乳頭《にゅうとう》」という場所が、真ん中から根っこが四方に生えているように見えます。

眼底というのは、眼の底と書く通り、目の一番奥に当たる場所で、そこには網膜という非常に薄い膜がピンと張っています。つまり、眼底検査では、網膜とそこを走る血管の状態を見ているわけです。

一方、右の写真はどうでしょうか。根っこが奥のほうに押されているように凹んで見えるのがおわかりになりますか。この状態を「視神経乳頭陥凹《かんおう》」と言います。緑内障は、視野に異常が出る前に、この視神経乳頭陥凹が大きくなってくることがわかっています。これを「視神経乳頭陥凹拡大」と言います。

ですから、健診機関から送られてくる眼底写真のなかに、このような凹みを見つけたら、

正常な眼底　　　緑内障の眼底

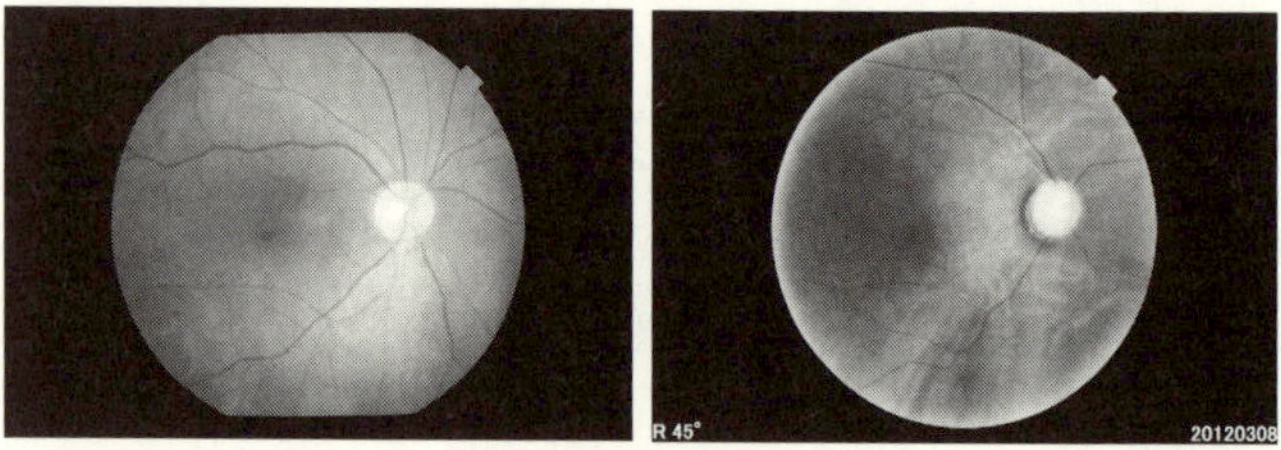

写真1

「眼科での要検査」として戻します。視神経乳頭陥凹拡大は、緑内障の重要なサインなので、見つかったら、できるだけ早く眼科で視野検査を受ける必要があります。この段階でわかれば、視野が欠けてくる前に治療に入り、緑内障の進行を遅らせることができるのです。

では、なぜ緑内障になるのかというと、眼圧が関係しています。私たちの目は、常に水風船のような状態にあり、目には常に内側から圧力がかかっているのです。その内圧（眼圧）に負けて、視神経が傷んでくるのが、緑内障です。眼圧が高くなると、視神経が押されてダメージを受けることで視神経の障害が起こります。眼圧は何によって左右されるのかというと、目の中を循環している「房水《ぼうすい》」という水分です。

房水は、目の毛様体から生まれて、目の中を通り、シュレム管という管から外側へジワッと浸透するように流れていきます。その際に、線維柱帯《せんいちゅうたい》というエアコンや水道のフィルターのような場所を通過するのですが、ここを水分が通り抜けるときに、いろいろな理由で線維柱帯が目詰まりを起こすことで水の排出が悪くなり、目の内圧（眼圧）が上がって視神経を傷つけてしまうのです。

普段、私たちは両方の目でモノを見ているので、片方の目に異変が起きても、ほとんどの方は気が付きません。両目で見ていると支障がないので、この段階では自覚症状は何もありません。とくに視野の上部から欠けてくるケースは、さらに気が付きにくくなります。すでに自覚症状があって外来に来られる方は、中期から末期に近い場合が多いのです。そして、末期まで進んでしまうと、真ん中の視野を残して、見えなくなります。

緑内障は国民病

実は、緑内障の患者数はかなり多いのです。日本緑内障学会が行った大規模な統計調査によると、40歳以上は20人にひとり、60歳以上になると6人にひとりと言われています。失明率も一番高い病気なので、緑内障の予防と早期発見は、眼科医の間でも重要なテーマになっています。

緑内障で失明しないためには、40歳を過ぎたら一度、眼科で目の状態をチェックすること。その後は、健康診断や人間ドックで、年に一度、眼底写真を撮っていれば、もし目に異変が起きても、必ずある程度の段階で見つけることができます。

外来で「緑内障の兆候かもしれませんね」とお話しした途端に、患者さんの顔がみるみる青ざめてしまうほど、「緑内障は失明」というイメージが刷り込まれている方が多いのですが、最近は非常にいい目薬ができているので、早い段階で見つけられさえすれば、失明に至ることを避けられる可能性が高くなりました。

だからこそ緑内障は、視野が欠ける、神経が傷むという前に、眼底検査で兆候を見つけて、目薬を使うことが大事になります。きちんと目薬を注し続ければ、手術の必要もなく、そのまま維持できることが多いですから、やはり健診は必要だと思います。

「眼圧が正常なら安心」ではない

先ほど、緑内障と心配してクリニックに来られた方が眼圧の高さを気にしていたお話をしましたが、緑内障は、目の内圧で起きる病気なので、たしかに眼圧が高いことは緑内障のリスクも高いのです。

眼圧の正常値は、10~21㎜Hgなので、昔は「眼圧が21以下なら正常」と言われていました。眼圧は、眼科に行けば簡単に測ることができます。眼科で「はい、空気を吹きかけますよ」と、片目ずつシュッと風圧を感じる検査を受けた覚えはありませんか。あれが眼圧検査です。これで眼圧が21㎜Hg以下であれば、緑内障の心配はないと考えられていました。

ところが、最近出た統計によると、それは昔の常識になってしまったのです。

発表された結果は、「日本人の緑内障の70%は、眼圧は正常なのに緑内障を発症する正常眼圧緑内障である」というものでした。つまり、眼圧がいくら正常でも、緑内障になる可能性はある、安心できないということなのです。

ですから、眼科ではすでに眼圧検査の数値だけで緑内障を語ることはなくなっています。われわれ専門医が見るのは、「視神経の形」と「眼圧」と「視野」。ただし、約3割の緑内障の人は眼圧が高いので、眼圧もやはり大切な一要素ではあるのです。まず、この三つを見て、「これは(緑内障の)気配があるから要注意」という判断をします。気配というのは、現在の検査結果は正常でも将来は緑内障が発症しそう、という眼科医の経験的な勘です。

強度近視の人は要注意

ほかにも、緑内障のリスク要因はいろいろあります。

①両親や兄弟に緑内障の人がいるか

親兄弟というのは、遺伝によって顔や姿かたちが似ますよね。背の高いお父さんお母さんからは背の高い子どもが生まれやすいのと同じように、目の形も親から受け継ぐものなのです。これを形質遺伝と言いますが、目玉（眼球）の形もいろいろあって、緑内障になりやすい形というものがあることもわかっています。形質上、家系的に緑内障になりやすい目というのがあるということです。

そのため、ご両親や兄弟、おじいちゃんおばあちゃんが緑内障で失明していたら、早めに一度検査を受けたほうがいいと思います。

②加齢

高齢になると、組織が弱くなるので、やはり緑内障になりやすくなります。

③近視

近視の方も、実は目の構造的に緑内障になりやすいのです。最近、中高生の近眼が非常に増えていると言われていますが、近視の人は眼球が大きくて、縦に軸が長いため、もともと薄い網膜がさらに後ろに引っ張られて薄くなります。さらに、網膜に張り巡らされている神経線維を束ねる視神経乳頭の土台を作るコラーゲン線維も弱いため、わずかな圧力でも視神経が傷つきやすいのです。とくに近視が強い人は、20代前半でも視神経乳頭陥凹があるので、早めに眼底検査を受けることをお薦めします。

④ステロイドの長期使用

ステロイド薬の長期使用も緑内障の発症を促します。

CT画像で見つける兆候

視野検査は、視神経乳頭陥凹拡大が見つかったら受ける検査で、一点を注視したときにどこまで周囲が見えるかを調べるものです。

光が見えたら手元のスイッチを押す、という簡単なものですが、強い光と弱い光が織り交ぜられて出てくるので、この検査をすると、光に対する感度もわかります。強い光のときは押せるけれども、同じ場所でも光が弱く出ると押せないということは、感度が落ちていることを意味します。感度が落ちている人は、部屋が暗いと見えにくくなります。現在、視野は欠けていなくても、感度の悪い範囲が広がっているということは、「緑内障の兆候あり」というのが私たちの判断なのです。

視野《しや》欠損《けっそん》が起きていないと、ご本人は日常生活で何も問題がないので、危機感がないのですが、この時点で目薬を使い始めれば、欠損が始まる前に進行を食い止めることができます。ですから、視野検査とは言っていますが、光に対する感度検査でもあるわけです。こういったことをもう少し患者さんにも理解して頂けるようになるといいと思います。

私たちは、こうした患者さんの視野の変化を見て、年齢と目の形状がわかれば、その方の視野をどの程度保てるか、だいたい予測がつきます。もちろん、それはあくまでも、毎日きちんと目薬を点眼して治療していくという前提に立ったものですが、そうすれば、かなりの確率で寿命まで視力を保つことはできます。

その際、ポイントになるのは、視野欠損が3分の1以下であること。そして、すでに起こっている視野欠損が、真ん中の大事な視野までどれだけ迫っているかです。視野が3分の2以上保たれていれば、何とか現状を維持できます。

また、視神経は神経線維の束からなり、眼球内では細い線維に分かれて縦に走っているので、「脳に近い神経の上流が損傷を受けると、その下流もやられる」という判断をするのです。そのため、すでに欠けている視野の欠損部と、真ん中の視野までの距離が大切になってきます。

緑内障で一度起きてしまった視野欠損は元には戻りません。手術をしても、見えるようになるわけではなく、失明から逃れるために眼圧を下げることが目的なので、かえって前より見えづらくなったということもあるわけです。

最近は、視野欠損が起きる前に、損傷を受ける網膜の神経線維の厚さが薄くなることもわかってきていて、それを測れるようにもなりました。光《ひかり》干渉《かんしょう》断層計《だんそうけい》（ＯＣＴ）といって、近赤外線レーザーの光を使ってＣＴ画像を撮ると、神経線維層が薄くなった部分を見つけることができるのです。

このように、その方の寿命まで、なんとか視力を維持することがわれわれの役目です。

緑内障と白内障はまったく違う病気

白内障は、水晶体という目のレンズに問題が生じる病気であるのに対し、緑内障、糖尿病網膜症、加齢黄斑変性という失明のリスクが伴う病気は、すべて「眼底」という目の奥に問題が起きてきます。

ここでみなさんにひとつ質問です。

私たちの身体には、1ヵ所だけ血管を直接観察できる場所があるのですが、それがどこだかご存じでしょうか。そうです、それが眼底なのです。

最近は、人間ドックや会社の健康診断などでも、眼底検査が行われるようになったので、眼底という言葉自体はみなさん聞いたことがあるのではないかと思います。

眼底検査には、特殊な顕微鏡を使って眼科医が患者さんの眼底を直接見て調べる散瞳《さんどう》検査と、眼底カメラで眼底の写真を撮り、眼科医がその画像を見て診断するというふたつの方法があります。

カメラで撮影した画像で診断をつけるのは、健康診断や人間ドックなどです。眼科で眼底検査というと、一般的に行われているのは前者の散瞳検査です。

ですから、私もクリニックの診療では、日常的に患者さんの眼底を直接、顕微鏡で覗いています。それとは別に、毎日、横浜地区の健康診断会社からは、100枚、200枚という単位で眼底写真が大量にファイルで送られてくるので、それらの画像は、診療や手術を終えた後に時間を取って読影し、検査結果をお返ししています。

眼底以外の血管は、造影剤を使ったり、カテーテルを挿入したりしなければ、血管の状態を知ることはできないので、患者さんの身体に負担がかからず、たくさんの情報を得られる眼底写真を撮る機会が昔より増えているのは、とても良いことだと思います。

なぜならば、ひとつは、われわれ専門家が眼底写真を見れば、失明の危険がある病気も、患者さんに自覚症状がない段階で早めに発見できる可能性が高いからです。なかなか自覚症状が出にくい緑内障も、眼底の状態を見れば、視野が欠ける（視野欠損）という具体的な症状が出てくる前に察知し、対処することができます。

眼底検査で生活習慣病がわかる

前述したように、われわれ目の専門家が眼底の血管の状態を見ると、時に目の病気以外のほかの病気が潜んでいることがわかる場合があります。

動脈硬化や高血圧がある程度進行している人の血管というのは、正常な血管とは明らかに違っています。動脈硬化の場合は、見るからに血管が硬そうですし、高血圧の場合は、血管が細く直線的になっていて見るからに圧が高そうだと感じる血管をしているのです。

私たちの身体の血管には、動脈と静脈がありますが、すべて同じ硬さではありません。動脈硬化が進行するのは、動脈。文字通り、動脈が硬くなるから動脈硬化というわけですが、動脈は心臓から血液を送り出すほうの血管で、静脈は手足の末端まで送られた血液が戻ってくるのを吸い上げるほうの血管です。

動脈硬化の原因となるコレステロールや中性脂肪などが血管のあちこちにくっついて溜まっていくのは、血液が送り出されるときです。身体の中には、この動脈と静脈が交差しているところがいくつもあるのですが、目も同様で、そこを顕微鏡で見ると、あるサインが現れていることがあります。動脈硬化が進んだ人の静脈に乗っている動脈というのは、まさに、軟らかいホースの上に硬いホースが乗っかっているような状態で、所々静脈がつぶれて細くなっているのです。

動脈に押しつぶされて血流が堰《せ》き止められてしまっている静脈は、異常に太くなっている部分があり、血管が脆《もろ》くなったり強い圧が加わると、そこから出血が起きます。動脈硬化は、全身の動脈で起きるわけですから、同じことが脳や心臓で起きる可能性もあるわけです。

ですから、患者さんが何も言わなくても、眼底の血管の状態を見て、「コレステロールとか脂質の数値はどうですか」とお聞きすることはよくあります。だいたい当たっていて、みなさん数値が高めであることが多いですね。

「調べていないのでわかりません」という方には、必ず近いうちに血液検査を受けるようにお話しします。たとえば、脳で同じように血管が切れてしまえば、脳出血です。そうならないように、全身の管理を始めてもらいます。そのために眼底写真を撮るのです。動脈硬化は目の病気ではないので、実際の治療は内科で行うことになりますが、私たち眼科医が警鐘《けいしょう》は鳴らせるわけです。

ですから、眼底検査は、みなさんの身体で何が起きているのかを探ることができる、とても手軽でわかりやすい、大事なチェック機能の役割を果たしている検査でもあることを知っておいてください。

危険な兆候

失明原因の第2位である糖尿病網膜症は、糖尿病の三大合併症のひとつです。本人に自覚症状がないまま病気が進行し、気が付いたときには失明の一歩手前ということも珍しくありません。なかには、「自分が糖尿病であることすら知らなかった」という方もいます。

眼底写真を撮れば、ある程度、早期の段階で発見することができるのですが、実際は糖尿病を血糖コントロールもしないまま何年も放置し、目がやたらとまぶしいとか、目の前が急に真っ暗になったなどの症状が出て内科の先生に相談し、眼科で眼底検査をしてもらうように言われて来るという逆のケースのほうが多いのが現状です。

写真2はごく初期の糖尿病網膜症の眼底です。正常な眼底に比べて、ポチポチポチと赤や白っぽい点状、斑状のものが出ています。

これらはすべて血管の壁から血液が沁み出した出血です。こうした点状のものが写っていると、「糖尿病網膜症の疑い」で、内科を紹介します。糖尿病の人が必ずこうした状態になるわけではなく、10年近くきちんと治療せず、放置していた場合に限られます。検査数値を見ると、血糖値が著しく高くて、ヘモグロビンA1cが10を超えています。

糖尿病というのは痛くもかゆくもないので、「そのままだと、見えなくなる可能性がありますよ」とお話ししてすぐに内科医に行くように勧めても、「うーん、そうですか」という程度で、あまり深刻度が伝わらない方が多いのも、この病気の特徴のひとつです。

それをさらに血糖値が高いまま放っておくと、「増殖前網膜症」という中期の段階になります。写真3を見ると、写真2よりも、シミのような白い斑点がはっきりと出ていますよね。

細い血管が詰まって、網膜の一部にうまく血液が流れていない部分ができています。この状態でも、視力はまったく落ちていなくて、患者さんは普通に見えています。ご本人は何の問題も感じていないので割と平然とされていて、この所見を見た私たちのほうが焦るという感じです。普段、糖尿病の治療はどこにかかっているのかを聞いてそちらの先生に電話をかけ、「このままではまずいので、血糖値のコントロールをお願いします」とお伝えすることもあります。おそらく内科の先生も何度も仰っているのでしょうが、糖尿病は患者さん自身が治療の意志を持たないと、うまくいきません。

単純網膜症

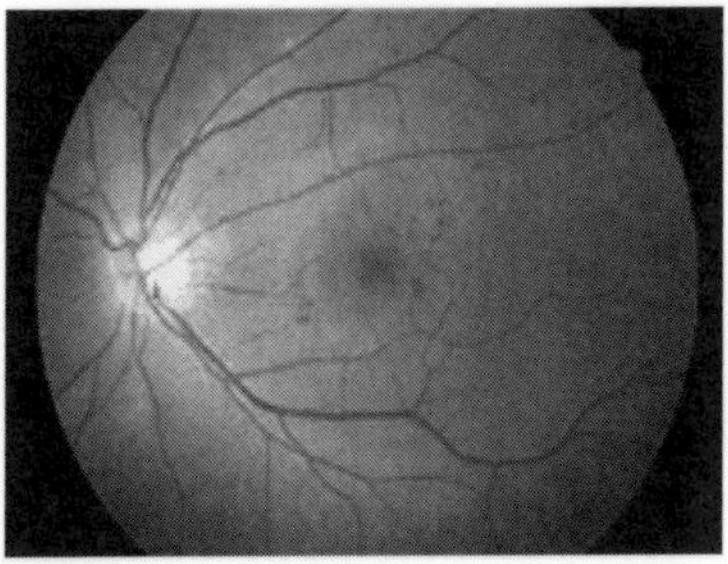

写真２

そして、いよいよ写真４のようになると、「増殖網膜症」という末期の状態になってきます。出血も多く、眼底の血管が追えないくらい濁っています。このころになると、血流が滞っている部分に、何とかして酸素や栄養を届けようと、新生血管という新しい細い毛細血管が作られるようになるのですが、新しくても非常にもろくて出血しやすい血管なので、破れてしまうと網膜や硝子体に出血が広がり、視力に影響が出てきます。

こうなると、さすがに視力が極端に落ちてくるので、患者さんも「突然、目が見えなくなった」と慌てて病院に駆け込んで来るわけです。場合によっては、硝子体出血や、網膜剝離を起こしていることもあります。

この病気が怖いのは、ある一定ラインを越えてしまうと、患者さんが改心してどんなに一所懸命に血糖コントロールを行っても、目だけは病気の進行が止まらず、悪くなってしまうことです。一度、抑制が利かないスイッチが入ってしまうと、血糖値をどんなに良くしようと、インスリンを使おうと、どんどん目だけ悪くなってしまいます。そうなると、ひどい出血を起こしてはレーザーで焼き、出血を起こしてはレーザーで焼きという対症療法になります。

ですから、そのスイッチが入る前に、患者さんには私たちの言うことに耳を傾けて治療を真剣に考えて頂きたいのですが、それがなかなか難しいことも多いというのが、この病気の厄介なところです。

それで、結果的に失明に至ってしまうことも少なくありません。

糖尿病は、サイレントキラーで、初期の段階はまったく自覚症状がないので、ご本人はなかなか危機感を持ちにくいのですが、合併症が起きるまで進行させてしまうと、失明してし

増殖前網膜症

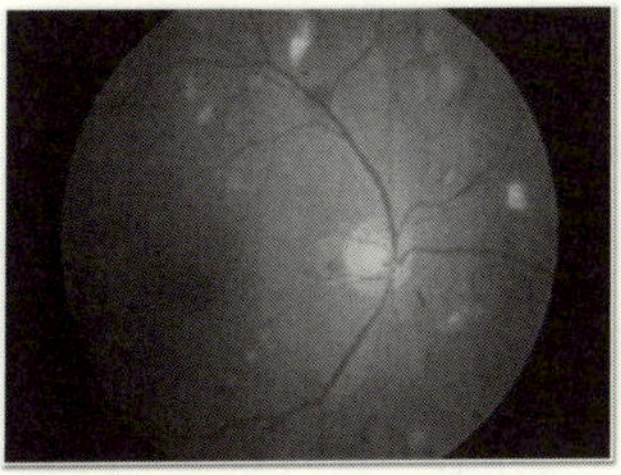

写真3

増殖網膜症

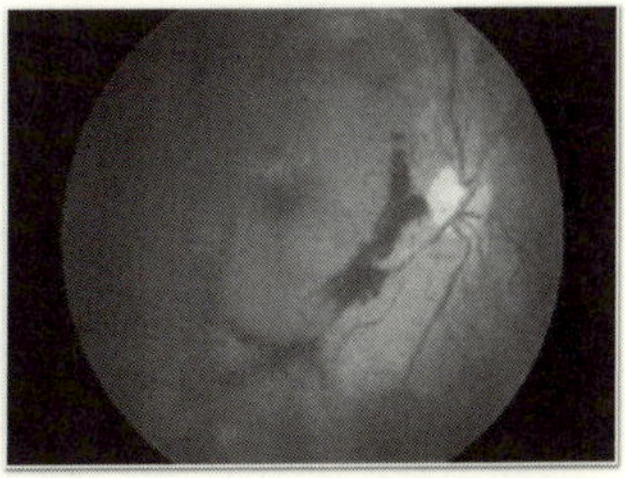

写真4

まったり、手足に壊疽《えそ》が起きて切断しなければならなくなったり、人工透析が必要になったりすることも決して珍しくないのです。親兄弟が糖尿病の治療をしているという方や、健康診断で高血糖を指摘されたのに放置しているという方は、早めに糖尿病の専門医に相談して適切な診断や治療を受けることをお勧めします。

糖尿病網膜症の治療としては、レーザー光線を出血部分の周囲に照射したり、網膜全体をレーザー光で凝固して、網膜が使う酸素量を減らして新生血管を出てこないようにするというのが基本です。これは保険診療で行うことができます。

それでも厳しいときは手術になりますが、これも対症療法で、邪魔な膜を取ったり、新生血管を取ったりするだけで、視力をよくするためのものではなく、失明を防ぐための手術であることがほとんどです。

加齢黄斑変性が急増

近年、右肩上がりで患者数が増えているのが、失明原因の第4位である「加齢黄斑変性」です。加齢とともに網膜の真ん中にある大事な黄斑部という直径1・5～2・0㎜ほどの小さな凹みに障害が起き、一番見たい視野の真ん中が見えにくくなる病気です。まだあまり馴染みがない病名かもしれませんが、日本では、間もなく第2位の糖尿病網膜症を抜くのではないかと言われるほど増えています。ちなみに、欧米では失明率の1位が加齢黄斑変性です。

加齢が原因での病気なのですが、近年の患者数の増加は、ライフスタイルの変化や光障害が一因と言われています。

私たちの生活は、欧米化に伴い、大きく変わりました。夏は海水浴に行ったり、山に登ったり、トレッキングをしたり、国内はもちろん、海外にもよく旅行に出かけますよね。昔の人たちは、働きバチと言われるほど勤勉で、いまのようにアクティブに遊びに出かけることはありませんでした。外に出る機会が増えれば、当然、紫外線を浴びます。

日焼け止めをいくら塗っても、サングラスをかけないと、目だけは紫外線をカットできません。

また、食事も肉食が中心になり、酸化される機会は確実に増えています。さらに、最近、しきりにブルーライトと言われるようになりましたが、パソコンやスマホ、タブレットなどのブルーライトによる光障害にさらされる機会も急激に増えました。

ブルーライトは、紫外線と同様に波長の短い光なので、身体の組織の奥まで到達します。表面で分解されずに、目の奥の視細胞というところまで届いてしまい、そこに障害を与えるわけです。

加齢だけではなく、こうした複合的な要素によって、眼底の黄斑部がダメージを受けていることが、病気を増やしていると考えられています。

発症率を見ると、男性に多くて、60歳以上になると率が上がってきます。活性酸素を抑制する物質が少なくなると発症するので、タバコも一因になります。

普段、私たちはモノを見るときに、目の中に入ってきた光を網膜でキャッチし、視神経から脳へ信号として送ります。網膜の中心部分が黄斑です。

183ページの写真5は、加齢黄斑変性の末期です。加齢黄斑変性には、萎縮型《いしゅくがた》・滲出型《しんしゅつがた》という二つの種類があり、原因も症状の出方も違っています。

萎縮型は、加齢によって黄斑部の組織が萎縮していきますが、進行の仕方は緩やかで視力が急激に下がることはありません。タチが悪いのは、滲出型のほうで、網膜の下に作られる細くて新しい血管（新生血管）が悪さをします。血管がもろくて出血しやすく、血管から漏れ出る成分が黄斑部にダメージを与えるのです。

症状としては、初期のころは、ちょうど視野の中心部分の線が歪んで見えるようになり、症状が進むにつれて、その部分の視機能がなくなるので、真ん中だけが見えない。周辺の視力は保たれているので、一番見たい真ん中だけが見えなくて、その周りは見えているという視野になります。

緑内障のように徐々に視野が狭まっていくのではなく、最初から視野の中心部の見え方が悪くなってしまうわけです。

治療に関しては、萎縮型に関しては、症状が緩やかなので早急な治療は必要ありません。滲出型は、これまで何もなす術がなかったのですが、いまは抗ＶＥＧＦ薬というういい薬剤ができ、目の奥にある硝子体内に注射をすると、３ヵ月間は新生血管が作られるのを一時的に沈静化させることができるようになりました。しかし、３ヵ月を過ぎると、むくみが出てきてしまうため、継続的な治療が必要です。

この治療の登場によって、ある段階までは普通に過ごせるような視力を保てるようになりましたが、その段階を越えて進行してしまうと、それが難しくなります。この病気は、初期の段階から症状が出やすいので、障子の縁が歪んで見えるとか、電柱がちょっと真ん中の部分だけうねって見えるといった変化を感じたら、できるだけ早めに眼科を受診してください。

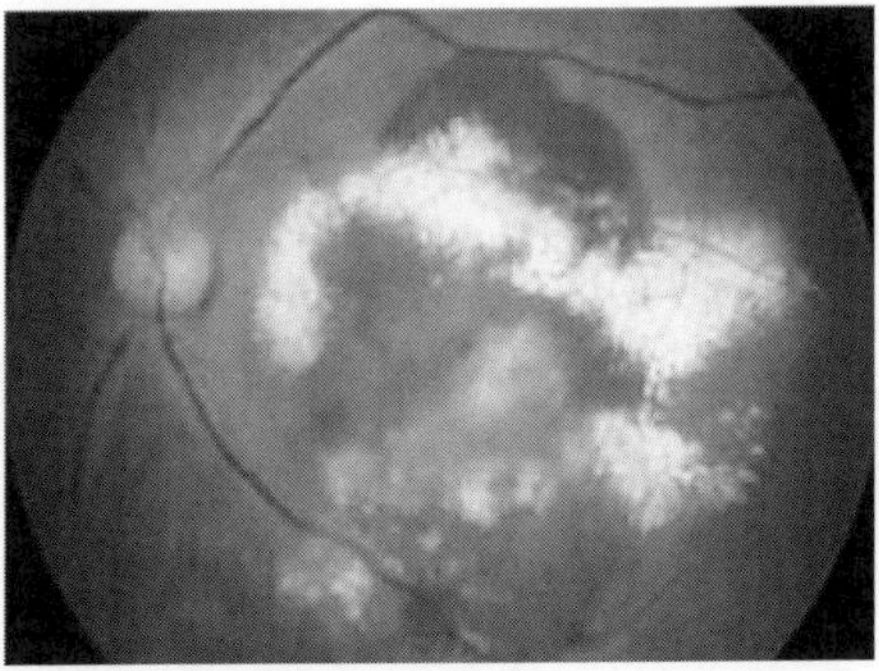
滲出型加齢黄斑変性の眼底写真

写真５

網膜自体は切ったり取り替えたりすることができないため、将来的には、再生医療が新たな治療法になる可能性があります。２０１２年に京都大学の山中伸弥教授が、成熟細胞が初期化され多能性を持つｉＰＳ細胞を発見した功績が認められ、ノーベル生理学・医学賞を受賞しましたが、このｉＰＳ細胞を使った臨床試験が世界で初めて行われたのは、加齢黄斑変性の患者に対してなのです。

スタートは２０１３年。滲出型の加齢黄斑変性の患者に対し、安全性の検証を目的とした臨床試験が行われました。患者の皮膚の細胞を培養して網膜の細胞に分化するようプログラムしたｉＰＳ細胞を加えて網膜細胞シートを作製し、患者の目の網膜の下に出てくる新生血管を抜去した後、その網膜細胞シートを網膜の下に入れ込む（移植する）という治療です。

２名の患者がエントリーされ、２０１４年９月にそのうちの１名の患者（女性）に移植が行われました。移植した網膜細胞が生着し、シナプスが伸びて細胞が電極とつながれば網膜細胞として機能するようになります。

ｉＰＳ細胞の一番の問題は、「がん化する」可能性があるという点ですが、こうしたリスクがあるなか、臨床試験の第１例目に加齢黄斑変性という目の病気が選定されたのは、移植後の経過を外から観察しやすいためでした。内臓の病気の場合、経過を見るためには、その都度お腹を切って中の様子を調べなければなりませんが、目の場合は、顕微鏡を使えば、患者さんの身体に傷をつけることなく、網膜の状態を見ることができます。

移植から１年後、治療の経過を見る評価では、がん化は見られず、拒絶反応も、新生血管の再発もありませんでした。視力も移植前の状態を維持し、失明には至らずに済んでいて、安全性の経過も良好という結果が得られました。

現段階では、ｉＰＳ細胞を使って病気そのものを治すというよりも、進行を食い止めることが安全にできるかどうかを検証しているところです。

将来的には、網膜を再生して視力を回復させる治療になり得るのではないかと思いますが、そのためには、今後の臨床試験によって解明していかなければならないことが、数多くあります。たとえば、網膜は９層構造をしているのですが、移植の際にどこが最も重要な層になるのか、どこにどの程度の量の網膜細胞シートを置けばいいのかなど、細かいことはまだ検討課題となっている状態です。

今回の臨床試験は、ようやくその一歩を踏み出したもので、実用化に向けて期待が持たれています。

「目の寿命」は70歳

日本は超長寿国になり、厚生労働省から発表された最新の２０１７年のデータでは、平均寿命は男性80・98歳、女性は87・14歳。過去最高を更新し、男女ともに平均寿命が80歳を超えていますが、目の寿命というのはだいたい70歳くらいではないかと言われています。すでに10歳以上のタイムラグができてしまっているのです。

この残り10年、15年をどうカバーして目を維持していくか。これが目下のところ、眼科業界のアンチエイジングをテーマにした治療の課題です。それにはやはり治療だけでは厳しい側面があり、40歳、50歳を過ぎてからの身体のメンテナンスが非常に大事になると考えられています。

仕事が忙しいからと、この間に大したケアもせずにそのまま放っておくと、70歳前後から目にいろいろな症状が表れ始めます。先ほどの紫外線曝露《ばくろ》による加齢黄斑変性もそのひとつです。

平均寿命が60代後半から70代前半だったころは、目の寿命とほぼ一緒だったので、40代、50代まで身体を酸化させるような生活をしていても、寿命とのバランスが取れていました。しかし、寿命がさらに延びても、目の臓器としての寿命は変わらないので、目だけが取り残されてしまい、さすがに治療では治せないことが出てくるわけです。

一度変性してしまった水晶体は、元には戻りませんが、白内障をある程度、予防することはできます。

一番目によくないのは、老化を促進する「身体の酸化」です。

ですから、老化を食い止める食材を積極的に摂ったり、外出するときはサングラスをかけて眼球が紫外線を浴びないように注意したりするのは、とても良いことだと思いますね。しかし、それでも年齢的な変化には抗えないところがあります。将来的に、変性したタンパク質を元に戻せるような薬が開発されれば、解決策としてはそれが一番望ましいのですが、いまはまだ夢物語の段階です。

家でできるメンテナンスとしては、やはり毎日の食事が大事になります。目の中心部にあるルテインという色素は、体内合成ができないので、何らかの形で外から摂取するしかありません。とくに野菜が足りない食生活を送っている人は、圧倒的に摂取量が落ちてしまうので、うまく補う生活に変えていく必要があります。

もうひとつは、光障害ですね。外出時は、ＵＶカットのクリームを塗ったり、サングラスをかけて紫外線から守る。パソコンやスマホなどは、画面にブルーライトをカットする保護シートを貼る。これは子どもたちにも同様に注意する必要があります。

最近の子どもたちは、小さいころから外で遊ばず、10歳になる前からスマホを見て育っています。われわれよりも大人になってから、いろいろ目にトラブルが出てくる年齢が早まる可能性が高いのです。

現に、世界的にも加速度的に近視の子どもが増えていることが問題になってきました。もちろん、ほかにも要因があるかもしれませんが、ブルーライトを含めた身体の酸化を予防するに越したことはありません。お子さんには、外出の際、日焼け止めを塗って帽子を被らせましょう。

ただし、だからといって、室内だけで遊ばせるというのはあまりよろしくないのです。

最近の研究で、「近視を予防するには、外で遊ばないと駄目だ」という報告がされ、注目を集めています。私の恩師である慶應義塾大学医学部眼科学教室の坪田一男教授の研究グループは、紫外線ではない、屋外環境にのみ存在する紫色の光（バイオレット光）は、近視の進行を抑える遺伝子の数値を上昇させる効果があることを突き止め、論文で発表しました。

バイオレット光というのは、人の目で見える可視光線のなかでも、３６０～４００ナノメートル（nm）と波長が短い紫色の光で、家の中や車内など屋内にはほとんど存在しません。

また、坪田教授のグループは、コンタクトレンズを使っている13～18歳の中高生を対象に、コンタクトレンズのバイオレット光の透過率と近視の進み具合を調べて、比較したところ、バイオレット光を透過するコンタクトレンズを装着した１１６人は、透過しないレンズを使っている31人より、近視の進行が少なかったと報告しています。

さらに、外で一日30分遊んでいる子どもたちと、まったく太陽の光を浴びない子どもたちとでは、外で遊ぶ子どものほうが有意に近視の進行が少ないこと、学校で窓際の席の子は、廊下側の席の子に比べて近視の進行が遅いといったこともわかってきました。

ですから、太陽光はある程度、必要なのです。65歳を過ぎると男女に増える骨粗鬆症《こつそしょうしょう》の予防にも、一日15分太陽に当たることがいいとされていますよね。自分自身の身体に対してもそうですし、子どもたちの近視の予防も含めて、どうバランスよく取り入れて続けていくかが大事になってくると思います。

近年、急激に使用頻度が増えたＬＥＤや、蛍光灯などの照明には、バイオレット光は含まれていません。建物や車の窓ガラス、私たちがかけているメガネも、ＵＶカット機能に加えて、バイオレット光をほとんど通さない材質が使われています。最近は、紫外線だけカットしてバイオレット光は通す窓ガラスも出てきていますが、便利になったいまの暮らしが、もしかすると、近視人口の増加に拍車をかけた可能性も考えられるわけです。

たとえば、暗い部屋の中でパソコンやスマホを見るのも、コントラストが強すぎて目に負担をかけます。

高齢になると自然と背中が丸くなってきますが、本や新聞、テレビを見るときも、顔を近づけすぎないことが重要です。姿勢を正すようにすると、脳はその距離に目のピントを合わせようとしますから、子どもに「そんなに顔を近づけて読んでいたら目が悪くなるよ。もっと離して読みなさい」と注意していた昔の人は理にかなったことを言っていたわけです。

どれも小さなことの積み重ねですが、そのひとつひとつが結果的にあなたや子どもたちの目の寿命を延ばすことにつながると考えて、今日からできることを習慣にしていきましょう。

第5章　「眼科」の新常識

「銀座眼科事件」が招いた誤解と偏見

レーシック手術は、ギリシャで誕生した治療法で、日本に導入されて20年以上が経ちます。アメリカでは最も安全な治療として定着し、エビデンスも確立しているにもかかわらず、日本では未だに、

「レーシックって大丈夫なの?」

「失明する可能性があるんじゃないの?」

と、不安に思っている人が多いことを、長年この治療に携わってきた医療従事者としては、非常に残念に思います。

これはまったくもって大きな誤解で、事実ではありません。そういうイメージが浸透してしまったのはなぜなのか。ここではそれをお伝えしたいと思います。

最も大きな影響を受けたのは、いまから10年ほど前に起きた「銀座眼科」事件でしょう。ご記憶にある方も多いのではないかと思いますが、2008年9月から翌年1月にかけて、東京都中央区にある銀座眼科で、レーシック手術を受けた患者が感染性角膜炎などを発症して失明するなど、100人以上にのぼる被害者を出した大きな医療事件が起こりました。

衛生管理が不十分な状態でレーシック手術を行っていたことが一番の原因ですが、加えて、治療費用が10万円程度の破格値で、治療を希望する患者が後を絶たなかったこと、発症者が出てもすぐに対策を講じなかったことなどが、被害を拡大した一因と言われています。

当時、衛生管理の面で指摘されたのは、経済的利益を優先させて、術者が手袋も装着せず、手術時のメスを繰り返し使い回していたこと、治療器具の洗浄・滅菌が不十分だった点です。

これは、ごく当たり前にレーシック手術をしているわれわれからすれば、論外なことです。

レーシック手術も眼内レンズ手術も、基本的に治療には使い捨てタイプの器具が使用されています。丁寧な洗浄・滅菌を行えば、メスなら10回程度は問題なく使えるものですが、私のクリニックでは、ひとりの患者さんに使用した器具を二度使用することはありません。仮にメスが10回使えるとしても、やはりだんだん刃は欠けて切れ味も落ちていきます。

ですから、私は毎回の手術がベストになるように、メスの使い回しは一切しないことにしています。

第2章で「手術は術前術後の管理までで1パッケージ」というお話をしましたが、術後の管理をきちんとしていれば、通常、失明を起こすような合併症が起きることはまず考えられません。

1990年から世界的に行われているレーシック手術ですが、レーシック自体で失明したという報告はいまだに一例もありません。あの事件での失明被害は、術後の管理の悪さで角膜感染症を起こしたことで角膜移植が必要になったためです。

レーシック手術は、角膜という目の表面しか処置をしない治療ですから、本来、失明するということは原理的にあり得ません。レーシックは「外眼手術」といって、目の中は触らない手術ですから、治療のアプローチとしては、ものもらいを切るのと同じです。

これに対して、白内障の手術や眼内レンズを入れる老眼手術は、「内眼手術」といって、角膜よりもさらに目の中（奥）の処置が必要になりますから、リスクという意味では、レーシック手術よりもはるかに高くなります。でも、それらの手術でさえも、至って問題なく、安全に、日帰りで行われている時代です。白内障手術だけでも年間150万件にのぼるほど、一般的に行われている治療です。

ですから、銀座眼科の事件はいかにずさんな態勢で手術が行われていた結果であるかを理解して頂きたいと思います。

そして、あの事件で被害が広がったのには、もうひとつ大きな理由があります。それは、「手術の適応」がまったく適切に行われていなかった点です。

銀座眼科では、レーシック手術を希望して来院した人には、「来る者は拒まず」で全員に手術が行われていました。それも、個々の目の状態などお構いなしに、まったく同じやり方で次から次へとベルトコンベアのように効率重視の手術がなされていたのです。

これまでお話ししてきた通り、老眼手術はその人の目に合った方法を選ぶことが大前提になります。場合によっては、手術をしないほうがいい目や、手術を考えるのはもっと先でも問題のない目、レーシック手術ではよい結果が期待できず、眼内レンズを入れたほうがいい目もあるわけです。

そういったことを一切考えずに、来た人全員にレーシック手術をすると、何が起こるか。角膜をレーザーで削って光の屈折度を変えるわけですから、視力自体は全員上がります。しかし、かえって収差が増えてしまうことで光が滲んで見えにくくなったり、ひどいドライアイで目薬を注さずにはいられなくなって、日常生活に支障を来す場合もあります。白内障が進んでいる人なら、スッキリとクリアに見えるようにはなりません。また、パソコン仕事が多い人に、本人が望むからといって2・0まで視力を上げてしまったら、かえって疲れる目を作ってしまうことになるわけです。見え過ぎるという過矯正をしてしまうと、それによって頭痛や吐き気が引き起こされたり、ひどい肩こりに悩まされたりするようになることも少なくありません。

だからこそ、きちんとその患者さんがレーシック手術の手術適応の基準を満たしている方であるかどうかを判断することが大事になるのです。同じ目の度数の人でも、職業や望む視力が違えば、作り方は当然変わるというのが私たちの考え方です。

しかし、適応を間違え、本来なら手術をするべきではない人にも手術が行われ、しかもそれが衛生管理の行き届かないクオリティーの低い手術という、普通では考えられない治療が行われれば、普通では考えられない合併症や後遺症を招く結果になるのは、誰でも容易に想像がつくのではないでしょうか。

従来の正しいやり方で行えばレーシック手術は安全で、何の問題もない治療です。それを、通常では考えられない問題のあるやり方で行っていたことで、銀座眼科事件は起きたわけです。

ところが、世間では、質の低いずさんな手術が招いた惨事だったということはすぐに忘れ去られ、「レーシックで失明した人が出た」「ひどい後遺症が残る」という誤解や被害だけが人々の記憶に残り、「レーシックは危険」「レーシックは失明する怖い治療」というイメージだけが世間に流布されて、強烈に刷り込まれてしまったのです。

「あそこの眼科は良くない」ではなく、「レーシック手術は良くない」という完全に履き違えた誤解が、あたかも真実であるかのように浸透してしまった結果、最も安全なレーシック手術で目を治すという機会を多くの人が失うことになりました。

どんな治療もそうですが、きちんとしたエビデンスがあり、きちんと教育されたチームがいる施設で受ける治療というのは、安全性が高いものです。

これは、少し前に起こった群馬大学の腹腔鏡《ふくくうきょう》手術の問題もまったく同様のことです。あれは、腹腔鏡手術が危険な治療法なのではなく、腹腔鏡手術のやり方に問題があったことで、あの悲劇は起こったのです。

また、消費者庁などに時折寄せられる「目に激しい痛みが残った」という術後の痛みを訴えるケースは、手術の技術や術後の管理不足以外の何ものでもありません。本来、レーシック手術でそんなに強い痛みが出たり、長く痛みが残るなどということはあり得ないのです。

細心の注意を払って余計な傷をつけず、そうっと触れてノーミスできれいに手術を終えれば、その患者さんは術中・術後に強い痛みを感じることなく、傷の治りも早く、きれいな仕上がりになります。

それを、手術を早く片付けようとして、どうせ時間が経てば元に戻るのだからと、ぐしゃぐしゃと力業で行えば、そういった痛みが強く出たり、長く痛みが消えないということになるのは容易に想像がつきます。

患者さんの身体に負担をかけずにきれいな手術ができるかというのは、レーシック手術が危険であるかとはまったく別次元の、医療者の技術的なスキルの問題です。

そういう手術を受けた眼は、手術から時間が経っていても、その傷跡を見れば、どんな手術だったのか、同じ治療を手掛ける眼科医であればわかります。

そこは、最新の機械を入れているクリニックであれば、手術に対する心意気は強いと思います。ただし、それと美しい手術ができるかというのはまた別問題です。どんなに素晴らしい機械でも、それを使いこなすのはあくまでも人であるからです。同じポルシェというハイスペックのクルマに乗っていても、運転がうまくてスーッと走れる人と、なんでもない道をギクシャクしながら走る人がいるのと同じです。物事に対する丁寧さ、見立ての正確さが、総合的に手術の美しさにつながるものだと私は思っています。

さらに、レーシック手術は自由診療のため、治療の料金設定やウェブ広告などは、美容外科と同じように割と自由度が高くなります。その内容に関して、審査は何も入りませんから、さまざまな人たちの手によって、何の制約もない宣伝が自由に行われています。

無数に氾濫《はんらん》するクリニックのサイトのなかには、治療内容が医学的に誤った情報もあれば、安い治療費用を大々的にアピールしていながら、実際はその3倍もの費用が請求されるという、医療機関としては信じがたいトラブルも起きています。

こうしたことが繰り返し行われていることも、レーシック手術に対する誤解を助長してしまっているように思います。

だからこそ、患者さんが治療を受ける際に、正しい情報にたどり着き、然るべき治療先で治療を受けることが非常に重要な時代になっているのです。

いい病院は医師に聞け

レーシックに対する誤解が解けて、いざ、老眼手術を受けたいと思っても、治療先をどう選んだらいいのか、わからないという方が多いかもしれません。

でも、安心して老眼手術が受けられる眼科の探し方は、割と簡単なのです。次の3ステップを踏んでもらえれば、まず間違うことはありません。

まずは、本人が「老眼手術を受けたい」と真剣に思うことが最初のステップになります。

それは、すでにお話ししてきたように、「ちょっと受けてみようかな」という安易な気持ちではなく、仕事や日常生活に支障が出るほど困っているから「本気で受けたい」という決意に近い気持ちがわき上がるということです。

2つ目は、調べること。

仮に、あなたが「レーシック手術を受けたい」と思ったとしましょう。

最近は、60代、70代の方でも、自分でネットを駆使できる方がだいぶ増えていますが、いざネットサーフィンを始めて、情報を集めはじめると、とたんにみなさん迷い出すのです。あまりにも情報が氾濫し過ぎていて、何を信じていいのかという目安もなく、かえってわかりにくくなってしまっています。ネットの情報というのは精査されていませんから、正しい情報も怪しい情報も、すべてごちゃ混ぜです。私たちプロが見れば、どれが正しい情報なのかの判断はつきますが、情報を求めている患者さんにはそこが一切わからなくなってしまっているんですね。でも、こうした不確実な情報に頼るよりも、はるかに信頼できる情報を得る簡単な方法があります。

それは、あなたが普段かかっている眼科の先生に、直接聞いてみることです。

いつもコンタクトレンズの定期チェックをしてもらっている眼科の先生でもいいと思います。そのかかりつけの先生に、

「レーシック手術を受けたいと思っているんです。どこかいいところはありませんか」

と聞いてみるんです。

それがコンタクトレンズ専門の先生だった場合は、あなたがレーシック手術を受けてしまうと、コンタクトが売れなくなってしまいますから、おそらく最初は、「やめておいたほうがいいよ」と言われるでしょう。でも、それでも粘るのです。

「どこに検査に行ったらいいですか」

「どうしても受けたいんです。どこに行けばいいですか」

やっぱり正しい情報を得るのは、プロに聞くのが一番なのです。それも、レーシックの治療をやっていない眼科で聞くのが、一番フラットな情報を得られます。

「レーシック手術が専門でないなら、詳しいことは知らないんじゃないの?」

と、不安に思われるかもしれませんが、そこは、プロはプロ、餅は餅屋です。眼科医なら、自分が専門の領域でなくても、「あそこはちゃんとやっている」ということは必ず知っています。

ですから、あなたが本当に困っていて手術を受けたいんだということを訴え、粘り強く聞けば、「そこまで言うなら」と、きっと教えてくれるでしょう。

もし、「ここは信頼できるところだから」と、紹介状（診療情報提供書）を書いてきちんとつないでくれたら、その先生とのお付き合いは、これから先も大事にすべきです。

眼科医に限らず、「良医」というのは、自分の専門・専門外の分野でも、腕の立つ名医に患者さんを紹介できるネットワークを持っていて、しっかりつないでくれるものです。そういう先生は、あなたの身体をきちんと考えてくれる信頼のおける医師ですから、かかりつけ医になってもらっておくと安心でしょう。

レーシック手術は、第2章でお話ししたように、現在、大学病院よりも民間のクリニックで多く行われています。１００施設の民間のクリニックで行われているのに対し、大学病院で治療ができるところは、全国でも３～４ヵ所ほどです。

そして、３つ目は、クリニックを訪ねること。

その先生に教えてもらった眼科（あるいは、紹介状を書いてもらった眼科）へ実際に行ってみましょう。

本気で手術を考えているなら、執刀医の顔を見て決めるべきです。

外来を受診して、その先生の顔を見て、直接話してみましょう。さらに、スタッフの人たちが、ほかの患者さんにどう接しているのか、あなたへの対応はどうかを、肌で感じてみるのです。ここの施設で自分は手術をして大丈夫だろうか、と、ひとつひとつアンテナを張り巡らせて、しっかり見るのです。

最初に院内に入ったときの印象はどうだったか、清潔度はどうか、受付の応対や待合室の雰囲気はどうだったか。そういうなかで手術適応を調べる検査を受けて、結果の説明を聞けば、だいたいわかると思います。

私は、良質な医療機関というのは、手術のクオリティーも、院内の雰囲気も、医師やスタッフの印象も、似ていると思っています。やはり院内の端々やスタッフの対応にも、その眼科、院長のスタンスが表れているものなのです。

それに、眼科の手術は、非常に緻密なものですから、院内が雑然としていて、手術だけが素晴らしいなんてことは、まずあり得ないですね。

たとえば、待合室には長椅子が置かれていて、その椅子が薄汚れた感じで、院内全体もどこか暗い印象で、清潔感があまり感じられない。はじめて行った眼科がそんなところだったら、「ここ、大丈夫かな」と、不安になりませんか。

それに、手術は人が行うものですから、最後はやっぱり人なのです。受付の人や、検査をするスタッフと話してみて、気持ちよく対話ができるかどうか。感覚が合うかどうか。

診察室で先生はどんな話し方をするのか。「困ったときに、この先生は親身に自分の話に耳を傾けてくれるかな」と思いながら、診察を受ければいいのです。

治療がうまくいけば問題ありませんが、万一、何かトラブルが起きたときに、きちんと先生やスタッフの人たちと対話ができないと、症状も困ったことも、あなたの思いも、うまく伝えられません。だからこそ、直接会って、話して決めるべきなのです。

私も普段、外来であまり多くしゃべるほうではありませんが、医師の前ではなかなか話せない患者さんがいることは理解していますから、「何かありますか」ということは必ずかけるようにしています。

検査に行くだけなら、時間も費用もそれほどかかりません。その一手間で、自分の目を守れるなら、安いものだという感覚を持っている人のほうが、やっぱり治療がうまくいっています。

手術は一回勝負で、ほとんどの場合、やり直しをすることはありません。

先ほどもお話ししたように、忘れてはいけないのは、いくらいい機械が入っていても、それを扱うのは人だということです。レーシック手術の治療先を選ぶ際に、「使っている機械は一緒なんだから、治療費の値段は安いほうがいい」という判断は、大きな間違いです。

治療先は、安易にネットの情報だけで決めないことです。直接プロから聞き、あなたの直感もフル活動させて、「この先生なら」と思えるところを選んでください。

いったん立ち止まって考える

治療先を選ぶという目線で、もうひとつ、触れておきたいと思います。

もし、いまのように手術先を探していたわけではなく、何か症状があってはじめて眼科を受診して、思いもしていなかった診断がついたり、「手術が必要です」と、その場で手術の日程を決めるように言われたら、あなたはどうしますか。

正解は、医師から言われたことをそのまま鵜呑みにしたり、その場で手術を決めたりせず、その日は一度帰ること、です。

突然のことに動転して、即座に手術の予定を入れて帰って来てしまう人も少なくないのですが、「一度、落ち着いて考えたいので」と言って、結論はいったん、持ち帰るようにしてください。

眼科の場合、網膜剝離のような緊急性を伴う病気でない限り、慌ててその場で手術を決めなくても大丈夫です。医師や看護師さんから、

「手術予定はすぐ埋まってしまうので、いま入れないと、ずっと先になってしまいますよ」と言われたとしても、「考えてまた来ます」と言って、その日はひとまず帰るようにしましょう。

私は、できれば、もう一つ別の眼科を受診してみることをお勧めします。

10年前に一度、眼科で「白内障の兆候がある」と言われたことがある人が、久しぶりに診てもらったら、「白内障で間違いないですね。日常生活に問題があるなら、手術を考えてもいい状態です」と言われたのであれば、「やっぱりそうか」で、何も問題ありません。

ただ、まったく想定していなかった病名が出てきたり、早急な手術を勧められた場合は、違う眼科へ行って相談してみる。場合によっては、さらにもう一軒、違う眼科へ行って相談してみて、その結果からどう対処するべきかを検討するほうがいいと思います。

先ほども言いましたが、一度手術をしてしまうと、もう取り返しがつかないケースもあるのです。セカンドオピニオンというと構えてしまって、「行きにくい」と言う方がいるのですが、すでに困っている症状があるわけですから、検査データを持参しなくても、別の眼科

を受診してまったく問題ありません。

「こういう症状があって、手術が必要と言われているんですけど」と言えば、快く診てくれるはずです。

不安解消の御守り

私が外来で患者さんとのコミュニケーションで心がけているのは、その方が何を求めているのかを読み解くことです。

「こんにちは」と入って来られたときに、チラッと患者さんの目を見れば、一瞬で感じ取れます。

「この人、本気で治したいんだな」という人も、「この人は猜疑心《さいぎしん》を持っているな」という人も、はじめに入ってきたときの印象でわかります。

治療というのは、基本的に医師と患者さんの共同作業です。

医者のほうが偉くて、患者さんは下、という主従関係ではないのです。

ですから、術後に何か患者さんの目に異変が起きたときに、それをすぐ言ってもらいやすいような環境作りは心がけています。そうしないと、対処が後手後手になって、いい結果を生みません。

たとえば、24時間緊急で録音できる電話番号を持ってもらうとか、もの凄く心配性だったり、不安感が強い人には、私の携帯番号を紙に書いて、

「もし、夜中や休日にガマンできないような痛みや、目に異変が起きたら、かけてね」

と、渡すこともあります。実際にかけてくる方はほとんどいないので、言ってみれば御守りのようなものですが、患者さんはそれを持っているだけで、いつでも主治医にかけられるんだという安心感がある。それで気持ちが落ち着いて、次の外来に不安なくいらっしゃれるのであれば、こうした御守りも患者さんとのコミュニケーションを深める大事な役割をしてくれていると思っています。

「チーム荒井」の団結力

手術先を選ぶ際に、受付や検査をするスタッフの印象が大事だというお話をしましたが、最後に、私のクリニックのスタッフについてお話しさせて頂こうと思います。

私は、横浜・みなとみらいに現在のクリニックを開業した際に、スタッフが自分で学び、アップデートしていくシステムを作りました。20年かけて構築してきたので、いまでは私の

コピーみたいなスタッフがたくさんいます。検査スタッフですから、医師ではありませんが、私が手術の説明をするのと同じように説明ができますし、検査データも読めるスキルを持っています。

よく「チーム荒井」と言っていますが、15年から20年近く共に働いているスタッフばかりなので、彼らは、普段の私の診療をつぶさに見ていて、きっと私ならこういう風に考えるだろうし、患者さんにお話しするだろうということがわかっています。もちろん、人間ですから百パーセントではないですが、おおよそ間違いありません。

それはどういうことかというと、たとえば、患者さんの年齢、性別、目の検査データが一式揃っているとします。スタッフはそれを一通り見ると、この患者さんにはこの手術がいいとか、本人はこの方法で手術をしてほしいと言って来られたけれど、もっと別の手術のほうがいいという判断がつく。その判断を、私と同じレベルでできるということなのです。

ただ、先ほど言ったように、彼らは医師ではありませんから、その患者さんが他に病気を持っていなければ、ということが大前提になりますし、もちろん最終的な判断は私が行っています。でも、これだけのスキルを身につけてくれていると、私が助かるだけではなくて、患者さんが何を聞いても、一通りのことはスタッフが答えられるようになっていますから、安心感が増すんですね。

普段の外来では、患者さんが受付に来たときから、検査に行くまで、一挙手一投足をスタッフはみんな見ています。

待合室には患者さんが自由に飲めるお茶やコーヒーを置いてあり、お茶を飲みながら検査を待っている患者さんも多いです。順番が来て、名前を呼ばれたときの患者さんの反応というのは様々です。

まず患者さんの様子を見て、お茶を飲み終えてから声をかけようとか、接遇も上手くなっていきます。検査の説明をしていても、経験値が上がってくると、「これはあの人と同じパターンだな」とわかってくるものなのです。

自分で手術を受けると決めて来た患者さんは、スタッフの説明に「ああ、わかったわかった！」と耳を貸そうとしない方も多いのです。それでも、

「ここだけは聞いておいてくださいね」

と、根気よく大事なポイントの説明を続けます。それで一通り説明を終えて、私の診察に回ってくるわけです。満足に説明が聞けていない人には、

「いいですか。手術ですから、失敗もありますよ。○○さんみたいに、わかったと言って聞

いていない方ほど、あとでトラブルになるんですよ。だから聞いておいてください」

という振りからまず説明に入ることもあります。

診察室で私が患者さんにどんな風にお話ししているか、スタッフはドア越しに耳を澄ませ、じっと聞いています。常に自分自身でアップデートしているのです。

説明に困ったときなども、ドア越しに聞いていることが多いです。たとえば、ある患者さんには、二つの手術の方法があって、本来なら両方説明するつもりでいたのが、時間がないと言われて、スタッフは適応となる確率が高いと思う方法を説明した。でも、その判断に自信がなかったときは、ドア越しで私の説明を聞いているのがわかります。

「さっきスタッフから説明を受けたと思いますが、この手術で私もいいと思います。これでいきますか。ただ、〇〇さんの場合は、こういう病気もあるので、この手術のなかでも、別のやり方を取るほうがリスクは小さいと思います。今日、お時間はありますか。もし、心配な点があれば、のちほどスタッフが別のやり方についてもう一度説明しますよ」

と言って、患者さんはまた別室で改めて説明を聞くこともあるわけです。

また、患者さんのなかには医師の前では話せないとか、質問できないという人もいます。私の前ではにこにこしていても、「検査のときは、見えづらいと言っていました」という情

報がスタッフから入りますから、

「あれ、見えづらいの？」

と入ることができるんです。患者さんも、本当に困っていれば、そこで「じつは」と話し始めますし、「大丈夫なんですけど、ちょっとそういうときもあるんです」で終わることもある。それがチーム力です。

スタッフは10年以上、こうしたやりとりを繰り返し行って経験値を上げています。最先端の機械や技術に関しても、一通りわかっていてもらわなければいけないので、そこはリアルタイムで共有しています。

年に数回開かれる眼科の学会にも、クリニックのスタッフ全員を連れて行って聴講させています。地方で開催されることも多いので、半分は社員旅行を兼ねていますが、ほかの眼科の先生がどんな演題でどういう風に話すのか、生で触れられるいい機会でもあるのです。

そういう先生方から、普段、私のクリニックに紹介状がたくさん来ますし、その先生宛にうちから紹介状を書くこともあるので、「ああ、いつもこういう先生に紹介しているんだな、よくやりとりをしているのはこの先生なんだな」ということもわかるのです。学会の聴講はスタッフにとって、そういう学びの場にもなっています。

「自分の母親ならどうする？」

老眼治療は、ほかの病気と違って、命に関わる病気ではないので、治療者のスタンスひとつのところもあるわけです。時々、私の外来には、ほかの医療機関で老眼手術を受けてトラブルになり、駆け込んで来る方がいます。その患者さんの目の状態を見ると、本当に手術をする必要があったのかなと思うようなときや、やる必要のない領域まで過剰な手術が行われていることもあるのです。

私も一経営者ですから、たしかに商売という観点からすれば、「手術したい」と外来を受診した患者さんに、「あなたは手術しなくていいです」と言って帰すのはアウトということになります。電気屋さんに「テレビが欲しい」と買いに来た人に、「あなたには売らないよ」と言うようなものなのですから。

でも、うちのスタッフには、「自分のお母さんだったら、どの手術を勧めるか」という観点で、患者さんには治療の選択肢を説明するように話しています。

もし、自分の母親なら、まだ手術を勧めないと思う状況なら、そう説明して患者さんには帰ってもらうようにと言っています。うちのスタッフは、その程度の判断なら容易にできるスキルを身につけていますから。

外来には、時折、学生さんや社会に出て間もない若い方が「レーシック手術を受けたい」と相談に来ることがあります。

何とか治療費を貯《た》めたり、クレジットカードの分割払いで支払える算段をして来る方も多いのですが、そういう方に限って、残念ながら近視が強すぎてレーシックはできないとか、レーシック手術をしても見え方がそれほど良くならないという場合が多いのです。

そうすると、その方は、レーシック手術よりもさらに倍の治療費がかかる眼内レンズ手術をする以外に方法がありません。近視用の眼内レンズ手術は、両目で100万円弱の治療費が必要です。

でも、それは仕方がないことなので、なぜ希望されているレーシックの治療ではダメなのかを、きちんと説明して眼内レンズの手術を勧めるようにとスタッフには指示しています。

「患者さんがそこをきちんと理解して、納得できる説明をすれば、質の悪いクリニックに行って、安易にレーシックを受けるようなことは絶対にしないから。そこがわれわれの腕の見せ所だよ」

と、スタッフには話しています。

そうすれば、その患者さんは、スタッフの説明を聞いて、「それなら仕方がない。しばらくはメガネとコンタクトで過ごそうかな」とか、「眼内レンズの手術ができるだけのお金を貯めてまた来ようかな」と思ってくれると私は信じています。

私のクリニックは、保険診療と自由診療（10割負担）のフロアを分けているので、老眼治療を受ける方は自由診療のフロアでの診察になります。やはり、より神経を遣うのは、10割負担で手術を受ける患者さんのほうです。

それは、自費で高いお金を払ってもらっているからサービスを良くしているとか、そういうことではありません。自由診療の治療費は私たち次第でいかようにもなってしまう世界だからこそ、患者さんに不信感を抱かれることがないようなシステム作りを徹底する必要性を感じているためです。

スタッフにも、「正しいことをしよう、この人がこの方法でやったら、絶対いいだろうという方法を追求しよう」ということは、いつも言っています。

「治る患者」と「困った患者」

私のクリニックへ来られる患者さんのタイプは、大きく二つに分かれます。どの方も、

「手術をしてもっとよく見えるようになりたい」と思っていることに変わりはないのですが、基本的な病気との向き合い方、私たち医療従事者への思いはまったく違います。

考え方としては、手術をしてもっと見えるようになる、つまり、自分のメリットになることをこれから受けるわけですから、楽しくなることを想像しながら治療を受けるべきだと私は思っています。

「治ったら、温泉旅行に行きたいと思っているんです」

というおじいちゃん、おばあちゃんは、頭の中が幸せ思考になっているから、治療前も治療後も、笑顔が絶えず、一貫してハッピーです。

たとえ同じ手術結果であったとしても、その患者さんの心の持ちようで、治療の満足度や幸福度はまったく別ものになります。

手術をした夜から翌朝にかけて、目がゴロゴロするような違和感があったとします。翌日は、必ず外来で目の状態を見せて頂くので、私が「どうですか」と様子を伺うと、温泉を楽しみにしているおじいちゃんは、

「先生、なんか目がゴロゴロするけど、これは気にせんで平気？」

と聞く。

「ええ、一時的にそう感じるだけであって、最後は私が保証します。絶対大丈夫ですよ」と私が言うと、「なら、よかった」と、にこにこ帰られるのです。

一方、もともと神経質な患者さんの場合は、

「なんかゴロゴロするんだけど、これって失敗したんじゃないか」

という発想になるのです。

「大丈夫ですから」と説明しても、表情に不信感がありありと出ているような方もいます。それで1週間後の定期チェックの外来で、再び様子を聞くと、大抵は「まあ気にならなくなったね」と、一件落着します。

これは、その方の性分で、これまで生きてきたなかで培われた物事の受け止め方、感じ方ですから、良いも悪いもないと思います。ただ、猜疑心が強い人や、細かいことを気にする神経質な人は、負のスパイラルに入りやすいのです。ですから、術後の結果はどちらも同じデータであったとしても、見えるようになるのが楽しみでウキウキしている人と比べると、そういうネガティブ思考の人の満足度は、一段階から二段階低くなります。

よく「病は気から」と言いますが、精神的な影響は眼科領域でも受けやすいことがわかっています。心配性であればあるほど、ネガティブ思考であればあるほど、「緑内障の発症率

は高い」というデータがあります。心理学的に「A型気質」というんですが、たしかに実際に患者さんを診ていると、そういう傾向があるように思います。

外来で、いきなり緑内障と診断がつけば、もちろん患者さんのショックは大きいと思います。ただし、幸いにも、これからきちんと治療をしていけば、失明に至ることはないという段階で見つかっていて、いまはいい目薬もあるわけです。

「毎日一回、目薬をしっかり注してもらえれば心配ないですよ。そんなにクヨクヨしなくても大丈夫ですから！」

と、繰り返しお話をしても、なかには、こちらの言葉がほとんど耳に入らず、不安のほうが勝ってしまっていて、何も手に付かないほど落ち込んでしまう方もいらっしゃるのです。

「先生、どうしたらいいんですか？」と聞かれたときは、必ず言うセリフがあります。

「あなたが毎日きちんと目薬を注すほかに、意識してほしいのは、たったひとつです。毎日笑って過ごしましょう。それだけで変わりますよ」

みなさんも、ぜひ一日一回は声を上げて笑ってください。仕事が大変だったり、何か悩みを抱えていて笑うどころじゃないというときは、意識してクッと両側の口角を上げるだけでもいいです。笑顔を作ると、脳は騙されて、いまは楽しい「快」の状態なんだと認識してくれます。目を守るためにも、今日からぜひ笑う習慣をつけてください。

そして、やっぱり治療に一所懸命な人、真摯な人ほど、よく治るのです。たとえば、「明日もう一回見せてもらえますか」と私がお伝えしたとき、

「うーん、仕事なんですけど……わかりました！」

と言って、時間のやりくりをして外来に来ようとする人は、やっぱり予後（治療の経過）がいいのです。「治したい」というモチベーションが高ければ高いほど、治療はうまくいく可能性が高いと私は感じています。

私自身もときに患者になることがありますが、やっぱり、プロの言うことはきちんと聞きます。定期的に歯医者さんへ行ってクリーニングをしてもらっているのですが、もし処置が必要な歯が見つかったら、その場で次回の予約ができなくてもどうにかスケジュールをやりくりして3ヵ月から半年以内には必ず行きます。

老眼は病気ではありませんから、眼科に来られた時点ですでに「治したい」という強い気持ちがあるはずです。イヤイヤ治療するということはないはずですが、より積極的に治そうとする患者さんのほうがよく治るということは間違いないと思います。

あとがき

私は木工職人の父に、繊細な仕事に完璧を目指して取り組む姿勢を教わり、この器用な指をもらいました。いまの眼科医という仕事は、そんな自分によく合っていると思います。今回、この本の執筆に当たり、現在の眼科医療の素晴らしさを多くの人に知ってもらいたいという思いと、間違った目の知識やケアを改め、正しく理解してほしいという願いで書きはじめました。

私の専門は屈折矯正手術という、いかに裸眼でよく見えるようにするか、という治療分野です。目を失明から救う眼科医療も勿論大切ですが、やはり、目は「見えてなんぼ」の器官です。

地震や火災などの災害時には、目が悪ければ逃げることもままならないでしょう。また、90歳や100歳まで健康でいても、目が悪ければ長生きを楽しむことはできません。

よく見える目を維持するには、どうしてもメンテナンスは必要です。これからの長寿社会において、私たち眼科医の役目はとても大きいものになってくると感じています。それと同時に、多くの方に目の大切さを理解してもらって、日ごろから目を大切に感じて頂きたいのです。

最後までお読み頂き本当にありがとうございます。

皆様の快適な視生活が長く続きますことを心から願っております。最後にこの本の出版に当たり、尽力して頂いた浅川継人様、青木直美様に心より感謝申し上げます。

２０１７年10月　荒井宏幸

荒井宏幸

眼科専門医。

1990年に防衛医科大学校を卒業し、同大学校附属病院の眼科航空自衛隊医官に。

1993年、自衛隊中央病院眼科および国家公務員共済組合連合会三宿病院眼科勤務。

1996年、岡田眼科眼科部長。

1998年、クイーンズアイクリニック院長。同年みなとみらいアイクリニック主任執刀医に。

2010年から医療法人社団ライト理事長。

防衛医科大学校非常勤講師。医学博士。

講談社+α《プラスアルファ》新書 783-1 B

「よく見《み》える目《め》」をあきらめない
遠視・近視・白内障の最新医療

荒《あら》井《い》宏幸《ひろゆき》

2017年12月20日第1刷発行

発行者——鈴木 哲
発行所——株式会社 講談社
東京都文京区音羽2-12-21 〒112-8001
電話 編集(03)5395-3522
販売(03)5395-4415
業務(03)5395-3615

デザイン——鈴木成一デザイン室
カバー印刷——共同印刷株式会社
印刷——慶昌堂印刷株式会社
製本——牧製本印刷株式会社
本文図版——朝日メディアインターナショナル株式会社

定価はカバーに表示してあります。

落丁本・乱丁本は購入書店名を明記のうえ、小社業務あてにお送りください。

送料は小社負担にてお取り替えします。

なお、この本の内容についてのお問い合わせは第一事業局企画部「＋α新書」あてにお願いいたします。


ISBN978-4-06-291517-5